DE

L'INFECTION TUBERCULEUSE

PAR LA

VOIE GÉNITALE CHEZ LA FEMME

PAR

Le Docteur DERVILLE

Ancien interne en médecine et en chirurgie des hôpitaux de Paris
Membre de la Société clinique
Médaille de bronze de l'Assistance Publique.

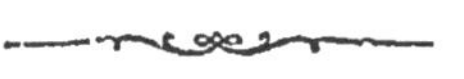

PARIS
G. STEINHEIL, ÉDITEUR
2, RUE CASIMIR DELAVIGNE, 2

1887

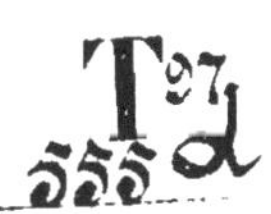

DE

L'INFECTION TUBERCULEUSE

PAR LA

VOIE GÉNITALE CHEZ LA FEMME

IMPRIMERIE LEMALE ET Cie, HAVRE

DE

L'INFECTION TUBERCULEUSE

PAR LA

VOIE GÉNITALE CHEZ LA FEMME

PAR

Le Docteur DERVILLE

Ancien interne en médecine et en chirurgie des hôpitaux de Paris
Membre de la Société clinique
Médaille de bronze de l'Assistance Publique.

PARIS
G. STEINHEIL, ÉDITEUR
2, RUE CASIMIR DELAVIGNE, 2

1887

IMPRIMERIE LEMALE ET Cie, HAVRE

DE

L'INFECTION TUBERCULEUSE

PAR LA

VOIE GÉNITALE CHEZ LA FEMME

PAR

Le Docteur DERVILLE

Ancien interne en médecine et en chirurgie des hôpitaux de Paris
Membre de la Société clinique
Médaille de bronze de l'Assistance Publique.

PARIS

G. STEINHEIL, ÉDITEUR

2, RUE CASIMIR DELAVIGNE, 2

1887

DE

L'INFECTION TUBERCULEUSE

PAR LA

VOIE GÉNITALE CHEZ LA FEMME

INTRODUCTION

Les travaux de Villemin, la découverte plus récente de Koch ont profondément modifié les théories anciennement adoptées sur l'origine de la tuberculose.

L'idée de la contagiosité de cette maladie avait été émise depuis longtemps. Mais elle ne reposait sur aucune preuve directe, elle n'avait pas de base solide. Certains faits avaient frappé de fins observateurs; la contagion leur paraissait possible, mais dans de rares occasions. Aussi cette conception sur l'origine de la tuberculose comptait-elle peu de partisans.

Les travaux que nous citions plus haut, pour n'indiquer que les plus importants, ont beaucoup contribué à élucider cette question. La théorie de la contagiosité de la tuberculose voit augmenter de jour en jour le nombre de ses adeptes, et l'on peut prévoir que l'accord ne tardera pas à se faire entre les savants sur ce point.

Mais cette nouvelle conception de la tuberculose ne pouvait entraîner des conséquences pratiques réellement importantes, que par la connaissance des voies suivies par le parasite pour pénétrer dans l'organisme. De cette étude des portes d'entrée du bacille découleront les mesures prophylactiques qui permettront de diminuer les terribles ravages causés par la tuberculose.

La pénétration du bacille tuberculeux par les voies respiratoires, par les voies digestives, par la peau même a été l'objet de nombreuses recherches dans ces dernières années. On a varié et multiplié les expériences, on a cité des faits cliniques qui démontrent la réalité de ces diverses voies d'infection.

Il n'en a pas été de même de la voie génitale. On ne trouve dans la littérature médicale que quelques cas d'infection par la voie sexuelle et la plupart, sauf deux faits cités par notre savant maître, M. le Dr Fernet, se rapportent à des hommes.

Pendant notre année d'internat dans le service de M. Fernet, nous avons eu l'occasion d'observer une jeune femme qui entrait à l'hôpital pour des accidents thoraciques récents, mais qui, depuis plusieurs mois, avait des troubles génitaux très accusés. Supposant que cette femme pouvait être atteinte d'une vaginite blennorrhagique, notre maître nous pria de rechercher les gonocoques dans l'écoulement vaginal.

Sans idée préconçue, par simple curiosité, nous avons coloré suivant le méthode d'Ehrlich quelques-unes des lamelles que nous destinions à la recherche des gonocoques. Quel ne fut pas notre étonnement en constatant dans ces préparations la présence nette et indiscutable de bacilles tuberculeux!

Ce fait nous avait vivement frappé. Depuis lors nous avons examiné beaucoup de ces écoulements. Nos recherches sont loin d'avoir toujours été couronnées de succès. Mais nous avons rencontré des cas semblables au précédent et d'autres plus frappants encore.

L'expérimentation chez l'homme étant interdite, les recherches sur les animaux ne donnant que des résultats insuffisants, la preuve d'une contagion possible par la voie génitale ne pouvait être directement faite, ainsi que l'a montré M. le professeur Verneuil, que par la confrontation. C'est ce que nous avons cherché à réaliser dans les cas que nous avons cités. Mais souvent nous avions toute raison de soupçonner la transmission par la voie génitale et la confrontation pour une cause ou une autre n'a pas été possible. Peu de personnes en effet se prêtent à cet examen et quand elles le font, c'est le plus souvent avec indifférence, quelquefois avec mauvaise volonté. On conçoit combien dans de telles conditions, il est difficile d'obtenir de bons renseignements. Aussi avons-nous du rejeter de ce [illegible]f quelques-unes de nos observations.

D'autre part la recherche de faits semblables est bien difficile à l'hôpital. Nous avons affaire à des malades peu soigneuses, qui s'observent mal et qui ne viennent qu'exceptionnellement consulter à l'hôpital, au début des accidents qu'elles présentent. Ce n'est que très tard, alors que l'ordre de succession des phénomènes morbides est difficile à établir, qu'elles se décident à consulter. Bien des cas doivent ainsi passer inaperçus.

En ville, l'observation devrait être, il semble, beaucoup plus facile. Toutefois nous ne nous dissimulons pas combien ces recherches sont délicates et combien elles peuvent éveiller les susceptibilités des personnes intéressées.

Si enfin nous avions cité comme preuves à l'appui de la thèse que nous soutenons, les observations des malades ayant eu des phthisiques parmi leurs ascendants, on aurait pu nous objecter que la tuberculose était chez elles non pas acquise, mais héréditaire, et que l'affection avait eu seulement un siège insolite de début. Les résultats positifs de la confrontation dans ces cas auraient pu être attribués à une coïncidence. C'est qu'en effet l'hérédité de la tuberculose est une question encore à l'étude. Certains auteurs ne voient dans l'hérédité qu'une prédisposition; pour eux l'organisme de l'enfant issu de parents tuberculeux constitue seulement un terrain favorable à l'éclosion des bacilles. D'autres auteurs (et cette opinion semble confirmée par des expériences récentes) admettent la transmission du germe morbide au moment de la conception. La tuberculose héréditaire est assimilable, selon eux, à la syphilis héréditaire.

Difficulté des recherches, nécessité de trouver des sujets exempts de toute tare héréditaire, telles sont les causes qui expliquent la rareté des observations. Nous pourrions signaler aussi la difficulté du diagnostic de la tuberculose génitale de la femme quand elle est à son début, mais nous reviendrons plus loin sur ce fait.

Etant donnée d'ailleurs l'importance de la question que nous étudions, il vaut mieux ce nous semble ne citer que des cas complètement étudiés et à l'abri des objections. Avec le temps le nombre de ces faits augmentera. Nous avons le ferme espoir que de nouvelles observations viendront se joindre aux nôtres et nous espérons qu'elles confirmeront les conclusions qui nous ont été suggérées par l'étude de nos malades.

Nous sommes heureux de pouvoir témoigner ici toute notre reconnaissance à nos savants maîtres dans les hôpitaux : MM. Fernet, Ferrand, Labbé, Després, Empis, Troisier, Bouilly, Schwartz, Labadie-Lagrave ainsi qu'à nos premiers maîtres de la Faculté libre de médecine de Lille. Pendant nos années d'étude, ils nous ont prodigué leurs conseils et les marques de leur bienveillance, nous les en remercions vivement. Nous n'oublierons jamais le dévouement qu'ont eu pour nous, dans de douloureuses circonstances, M. Troisier d'abord, M. Labadie-Lagrave et nos collègues des Enfants-Malades ensuite.

Que notre collègue et ami Macry, qui a bien voulu nous aider de ses conseils pour la traduction de travaux allemands, veuille bien recevoir l'expression de notre sympathie.

Le plan que nous avons suivi dans notre étude s'imposait de lui-même. Après avoir montré que la constatation des bacilles tuberculeux dans les sécrétions génitales permet seule de reconnaître une tuberculose commençante et une contagion probable, nous indiquons les différentes origines du germe morbide. Rapprochant ensuite ces deux faits, nous prouvons que l'infection tuberculeuse peut se produire dans les rapports sexuels. Après quelques mots sur la marche de l'affection, nous arrivons enfin aux déductions thérapeutiques qui découlent de notre travail.

HISTORIQUE

La question de la transmission de la tuberculose par la voie génitale est encore toute récente et n'a pris naissance que le jour où la nature infectieuse de cette maladie a été démontrée.

Cette nouvelle donnée pathogénique étant admise, on a recherché les voies de pénétration de l'agent infectant dans l'organisme.

Cohnheim, le premier, émit l'idée d'une transmission possible par les rapports sexuels : « Il est au moins admissible, dit-il, qu'un homme puisse, pendant le coït avec une femme atteinte de tuberculose utérine contracter lui-même une tuberculose uréthrale ; et c'est assurément, ajoute-t-il, une question qui mérite d'être étudiée que celle qui consiste à rechercher si un homme atteint d'une tuberculose du poumon ou de tout autre organe, ne peut pas, par l'intermédiaire du sperme, au cas bien entendu où le virus tuberculeux passerait dans le liquide séminal, transmettre la maladie à la muqueuse génitale de la femme ».

Mais c'est à M. le professeur Verneuil que revient le mérite d'avoir le premier brillamment défendu cette opinion, d'avoir nettement exposé tous les arguments qui peuvent plaider en faveur de cette hypothèse. Il montrait aussi de quelle utilité serait la confrontation pour l'étude de cette question.

Peu de temps après, M. Verchère, élève de M. Verneuil, étudie dans sa thèse inaugurale les portes d'entrée de la tuberculose. Il cite un fait emprunté à son maître, et tend à admettre la réalité de ce mode de contagion.

En 1883, M. Fernet, dans une communication à la Société médicale des hôpitaux, rapporte quatre observations de contagion probable par les rapports sexuels. Deux de ces observations ont rapport à des hommes : les deux autres relatives à des femmes sont rapportées ci-dessous.

Finne, de Christiania, a cité l'observation d'une jeune fille de 21 ans, atteinte d'une tuberculose uro-génitale qu'il rattachait à un commerce sexuel avec des sujets tuberculeux. Mais les renseignements qu'il donne, sont trop peu détaillés pour permettre de juger la question.

En 1886, nous faisions, en collaboration avec M. Fernet, une communication à la Société clinique ; cette communication était basée sur deux cas qu'on trouvera relatés plus loin.

Dans des travaux récents, Hegar, Spaeth, admettent facilement la transmission par la voie génitale.

Cette idée n'a cependant pas été admise sans contestation. Peu de temps après la communication de M. Fernet, M. Reclus émettait un avis contraire et faisait à la théorie des objections que nous étudierons plus loin.

On peut dire d'une manière générale que pour les auteurs qui se sont occupés de la question, la transmission par la voie génitale n'est pas démontrée. La majorité d'entre eux cependant admet la possibilité de ce fait.

M. Debove dans ses leçons sur la tuberculose parasitaire se montre franchement partisan de la contagion, mais il ne se prononce pas sur la question qui nous occupe : « La contagion par la voie des organes génitaux récemment discutée par M. le professeur Verneuil est une hypothèse ingénieuse ». Et plus loin : « jusqu'à présent on admettait que chez un tuberculeux, toutes les inflammations et notamment l'orchite, tendaient à devenir tuberculeuses, mais une inflammation ne saurait produire un parasite ; elle est produite par lui ou bien, due à une autre cause, elle favorise son développement. » Et l'auteur conclut : « Cette hypothèse sur l'origine de la tuberculose génitale dans les deux sexes repose encore sur des faits trop incomplètement étudiés, pour qu'il nous soit possible de lui donner un plus long développement ».

M. Hallopeau, dans son Traité de pathologie générale rappelle les faits cités par MM. Fernet et Richard et ne fait aucune objection à la théorie.

Dans une revue sur les ulcérations tuberculeuses du vagin, M. Deschamps disait : « Si les liquides qui s'écoulent par l'urèthre de l'homme, dans certains cas de tuberculose des organes génito-urinaires, peuvent, ainsi que l'a montré M. le professeur Cornil, renfermer les bacilles de la tuberculose, il est parfaitement admissible que les rapports sexuels avec un bacillaire, puissent devenir la cause d'une infection tuberculeuse ». Et il ajoute plus loin : « Mais ce sont là de pures hypothèses que rien n'est encore venu confirmer, et il faut bien avouer que certains cas échappent complètement à l'analyse, peut-être à cause de l'insuffisance des renseignements qui accompagnent une observation le plus souvent incomplète ».

Enfin, M. Cayla, dans son étude sur la tuberculisation des organes génito-urinaires, est amené à traiter de l'infection par la voie génitale.

« Dans les cas publiés nous pensons qu'il y a lieu de séparer la tuberculose génito-urinaire de l'homme de celle de la femme. Il ne répugne pas à l'idée d'admettre qu'un malade tuberculeux urinaire puisse dans les rapports sexuels, amener des bacilles tuberculeux dans le vagin et l'utérus où ils pourront s'inoculer. Il est démontré que le sperme peut contenir des bacilles et ils peuvent trouver dans le vagin et l'utérus les conditions nécessaires à une inoculation : la chaleur, le séjour prolongé. »

RECHERCHE DES BACILLES DANS LES SÉCRÉTIONS GÉNITALES DE LA FEMME. — LEUR IMPORTANCE.

Technique. — Nous n'avons pas l'intention de décrire dans ce chapitre toutes les méthodes de coloration qu'on a proposées pour la recherche des bacilles de Koch. Cette description a été faite dans nombre de travaux français; toutes les modifications apportées au procédé du savant allemand sont suffisamment connues, et actuellement ces méthodes de recherche sont pour ainsi dire d'un emploi journalier dans les laboratoires.

Nous nous bornerons à relater ici différentes observations que nous avons faites sur la préparation des sécrétions utéro-vaginales.

Toujours nous avons eu recours à la méthode de coloration, dite : méthode d'Ehrlich. Nous avons toujours traité nos préparations par le procédé dit lent (12 à 24 heures de séjour dans le bain colorant). Ce procédé nous paraît le plus sûr pour les cas où les bacilles ne sont pas très nombreux.

Il est une cause d'erreur qu'il importe de connaître et qu'il est facile d'ailleurs d'éviter. Le smegma præputialis renferme un bacille qui affecte avec le bacille tuberculeux une grande ressemblance et présente les mêmes caractères de coloration. Mais lorsque les lamelles ont subi les différentes opérations que comporte la méthode d'Ehrlich, il suffit d'après MM. Cornil et Babès, de plonger les lamelles dans de l'alcool absolu pour décolorer le bacille du smegma. Les bacilles tuberculeux de leur côté restent colorés. Nous avons toujours fait subir à nos préparations cette opération complémentaire.

Si l'on peut toujours sans difficulté se procurer des sécrétions vaginales, il n'en est pas de même de celles que l'on voit sourdre par l'orifice du museau de tanche. Or il est utile, croyons-nous, d'examiner ces sécrétions isolément. La tuberculose génitale primitive étant le plus souvent localisée à l'utérus ou aux trompes, c'est dans le liquide sécrété par ces organes que les bacilles se trouvent à l'état de moindre dilution. Arrivés dans le vagin, ces liquides se mélangent aux sécrétions de ce conduit ; et la recherche des bacilles devient plus difficile.

Pour recueillir les mucosités au niveau du museau de tanche, nous nous sommes servi tantôt de pinces de Museux préalablement flambées, tantôt d'un agitateur en verre flambé aussi avant d'être utilisé. De cette façon, on arrive à recueillir assez aisément le peu de liquide nécessaire pour l'examen microscopique.

Une autre précaution est indispensable ; elle nous a été suggérée par les difficultés que nous avons éprouvées au début de nos recherches. Pour recueillir les mucosités utérines, il est nécessaire de se servir soit d'un spéculum, soit d'une valve de Sims. On a coutume, pour faciliter l'introduction de ces instruments, de les graisser avec un peu d'huile ou de vaseline. Ces matières grasses gênent beaucoup l'examen des préparations et souvent rendent impossible la recherche des micro-organismes. Aussi dans nos études ultérieures, nous nous sommes bornés à humecter nos spéculums avec une solution de bichlorure d'hydrargyre à 1 pour 2000. Leur introduction est assez aisée de cette façon et avec quelque précaution, on ne fait pas souffrir les malades.

Les mucosités qui s'écoulaient de l'utérus de nos malades, étaient en général moitié transparentes, moitié purulentes, jaunâtres. Ces parties jaunâtres nous ont paru renfermer plus fréquemment des bacilles, que les parties transparentes, et ce sont celles que nous conseillons de choisir pour la recherche des bacilles.

Lorsque les mucosités sont transparentes sans mélange de parties jaunâtres, il est bon, pour faciliter les recherches, d'en mettre une couche un peu plus épaisse sur les lamelles.

De la présence des bacilles tuberculeux dans les sécrétions génitales de la femme. — La recherche des bacilles de la tuberculose dans les sécrétions utérines et vaginales n'est pas exempte de difficultés. Cependant différents auteurs les ont constatés, et nous citerons MM. Babès, Schuchardt et Krause (dans deux cas), Wesener (dans deux cas aussi), Koch, Coze et Simon.

Des observations semblables ont été faites chez des animaux. M. Nocard a observé deux vaches tuberculeuses, chez lesquelles il y avait, de temps à autre par la vulve un écoulement d'une matière filante, visqueuse. L'examen histologique permit d'y reconnaître les bacilles de Koch, et le diagnostic métrite tuberculeuse, fut vérifié par l'autopsie. Le vagin dans les deux cas était intact.

Le nombre de ces parasites est en général très restreint. Dans le cas de M. Babès, il ne semble pas qu'ils fussent très nombreux, d'après ce que dit cet auteur : « Dans les produits de la sécrétion vaginale, qui était particulièrement abondande et purulente, on pouvait voir un certain nombre de bacilles de la tuberculose, granuleux et agglomérés sous forme de petites houppes ». Dans toutes nos observations le nombre de ces parasites a toujours été modéré.

A quoi devons-nous attribuer cette rareté des bacilles dans les sécrétions génitales de la femme ?

L'utérus serait-il pour ces micro-organismes un terrain peu favorable à leur multiplication rapide ? La lenteur habituelle d'évolution de la tuberculose utérine est un fait clinique qui viendrait à l'appui de cette hypothèse.

Cette rareté des parasites ne s'expliquerait-elle pas plutôt par leur dilution dans les mucosités utérines et vaginales, ainsi que dans les produits d'inflammation qu'entraîne la réaction des tissus, irrités par la présence des parasites ? La chose est possible, nous dirons même probable. En effet dans une de nos observations (Obs. IV), une ulcération siégeait sur la surface du col utérin. Il fut facile de recueillir le pus à la surface de cette ulcération, et ce pus n'était mélangé d'aucun autre liquide. Or dans ce cas-là on trouva un nombre considérable de bacilles tuberculeux.

Dans la tuberculose vésicale, la recherche des bacilles est également difficile et c'est à leur dilution dans l'urine qu'il faut l'attribuer.

Aussi quand on veut rechercher les micro-organismes de la tuberculose dans les sécrétions génitales, est-il nécessaire d'avoir à sa disposition un assez grand nombre de lamelles. Il faut les examiner toutes avec soin, ne pas se laisser rebuter par un premier examen resté infructueux et recommencer quelques jours plus tard. Quelquefois ce n'est que la deuxième, la troisième préparation qui montre des bacilles. Aussi nous répétons en les appliquant à la tuberculose génitale, les lignes suivantes que M. de Gennes écrivait en traitant de la recherche des bacilles dans la tuberculose vésicale : « On examine alors attentivement chacune de ces préparations avec le plus grand soin et sans se décourager ; il arrive en effet qu'on ne trouve un ou deux bacilles que dans la dernière lamelle examinée, et cela est très commun. Certainement il est arrivé maintes fois qu'on n'a pas trouvé de bacilles dans une urine, parce qu'on s'était découragé un peu vite. La constatation de bacilles nombreux dans une préparation est un fait exceptionnel. Le plus souvent on trouve quelques bacilles et quelquefois on a peine à en trouver deux ou trois. Il faut avoir ce fait bien présent à l'esprit, et alors chercher et chercher encore, avant de déclarer qu'il n'y a pas de bacilles dans une urine ».

Nous souscrivons entièrement à ces réflexions de M. de Gennes pour ce qui a trait à la tuberculose génitale de la femme. Toutefois nous avons déjà fait remarquer que lorsqu'on peut recueillir le liquide à la surface d'une ulcération, les bacilles sont plus nombreux. Dans toutes nos recherches cependant, nous avons réussi à trouver plus de deux ou trois bacilles. Souvent après avoir examiné vainement plusieurs lamelles, nous arrivions à trouver des bacilles dans l'une d'elles, et encouragé par ce résultat, nous reprenions avec succès l'examen des autres préparations.

En résumé, nous croyons que la rareté des bacilles de la tuberculose tient dans les cas dont nous parlons, plutôt à la dilution, qu'à la rareté réelle de ces micro-organismes.

Peut-être faudrait-il encore invoquer une autre cause pour expliquer cette pénurie de bacilles. Dans toutes nos observations, nous avons eu à faire à des lésions relativement peu avancées. Les bacilles doivent être moins nombreux dans ces cas; les ulcérations moins étendues que lorsque la lésion plus ancienne a pu faire des progrès, versent moins de bacilles à leur surface et par suite les sécrétions utérines doivent en contenir une moindre quantité.

Quant à la disposition des bacilles, elle était variable. Quelques-uns paraissaient inclus dans des leucocytes, d'autres nageaient librement dans le liquide.

Importance de la présence des bacilles dans les sécrétions génitales. — La constatation des bacilles dans le mucopus vaginal est un fait de la plus haute importance au point de vue clinique.

Nous n'avons pas à insister ici sur la valeur diagnostique du bacille de Koch. Qu'il nous suffise de citer à ce propos MM. Cornil et Babès : « La présence des bacilles caractéristiques dans les sécrétions pathologiques, à la surface des ulcérations douteuses de la bouche, de la langue, des lèvres, de la vulve, du vagin, du péritoine, de l'anus, donnera aussi des renseignements absolument certains ». Sur ce point d'ailleurs, tous les observateurs sont d'accord, et si l'on discute encore sur le rôle pathogénique du microbe de Koch, on ne conteste plus sa valeur diagnostique.

Or s'il est une affection difficile à diagnostiquer, alors même qu'elle est déjà avancée dans son évolution, c'est bien la tuberculose génitale chez la femme : « En général, dit M. Brouardel, c'est à l'autopsie qu'on a reconnu les lésions (tuberculose génitale chez la femme), et d'ordinaire rien dans les symptômes n'avait fixé l'attention du côté de l'appareil sexuel ». Lorsque pendant la vie, on s'est pour ainsi dire hasardé à poser ce diagnostic, c'est en se basant sur l'état général, sur les lésions pulmonaires, plutôt que sur les troubles génitaux.

Aussi la recherche du bacille de la tuberculose est d'une importance capitale pour le diagnostic clinique et son importance n'a pas échappé aux observateurs. Petit, de Sinéty, Hegar, Nocard, Spaeth, Jones, etc., ont insisté sur ce point. Il en est de même de M. Aguet : « Déjà Héron avait signalé l'importance diagnostique de cette recherche dans les cas de catarrhe utérin. M. le professeur G. Sée a signalé à l'Académie de médecine, le cas d'une femme chez laquelle le diagnostic de tuberculose génitale put être fait pendant la vie grâce à la présence du bacille caractéristique dans le liquide leucorrhéique. Ces faits qui ont leurs analogues chez l'homme (bacilles dans le mucopus des uréthro-cystites) n'ont pas seulement une grande importance clinique, mais ils soulèvent le problème de l'infection tuberculeuse par les voies génitales ».

Si le diagnostic est difficile à une période avancée de la maladie, il doit l'être davantage encore plus tôt, alors que les phénomènes généraux et pulmonaires n'appellent pas l'attention vers les organes génitaux ? Et cependant lorsqu'on recherche la porte d'entrée de la tuberculose c'est la première manifestation de la présence du bacille qu'il faut saisir, c'est au début même qu'il faut reconnaître la tuberculose génitale. Nous croyons en effet que la tuberculose génitale chez la femme reste rarement isolée, et pour peu que l'on tarde à faire le diagnostic, une manifestation plus importante de la tuberculose, péritonite ou phthisie pulmonaire, vient dominer la scène pathologique, et occuper toute l'attention du médecin.

Au début, l'affection se présente avec les allures d'une métrite ordinaire. Rien dans les sécrétions, dans les troubles morbides, dans les modifications physiques de l'utérus, rien ne peut faire songer à une tuberculose utérine. On ne fait pas l'examen des sécrétions qui seul pourrait renseigner sur l'origine et la nature du catarrhe utérin. Plus tard, quand par suite de l'extension de la maladie, l'affection utérine ne joue plus qu'un rôle secondaire dans l'ensemble morbide, elle devient une quantité négligeable et si on soupçonne sa nature tuberculeuse, on est porté à la considérer comme secondaire à l'affection plus importante, et regardée peut-être souvent à tort comme la première localisation de la tuberculose dans l'organisme.

Un fait qui semble bien confirmer ce que nous avançons, c'est que, à mesure que nos moyens de diagnostic se perfectionnent, la tuberculose génitale primitive, que l'on regardait jadis comme une curiosité pathologique, semble devenir plus fréquente. Il suffit de comparer les statistiques données par les différents auteurs qui se sont occupés récemment de la tuberculose utérine pour se convaincre de ce fait.

Vermeil (1880) dans sa thèse cite le travail si remarquable de M. le professeur Brouardel : « la tuberculose génitale, dit-il, peut être primitive. M. Brouardel (Th. 1865) a trouvé dans la science six cas en désaccord avec la loi de Louis. Nous y ajouterons le cas suivant tiré du travail de M. Courty. Le fait, quoique très rare, est donc suffisamment établi ».

Voyons par comparaison ce que disent les travaux plus récents. Spaeth (1885) fait remarquer que la localisation de la tuberculose aux organes génitaux de la femme est loin d'être aussi rare qu'on l'a dit ; aussi, ajoute-t-il, faut-il la rechercher et attirer l'attention des praticiens sur ce point plus intéressant qu'il ne le paraissait jadis

Pour Hegar (1886): « La tuberculose génitale primaire existe certainement chez la femme ; et elle ne semble pas être rare. Rokitansky affirme que la tuberculose des trompes se montre communément. Mosler démontre que sur les 46 cas de tuberculose génitale qu'il a réunis, huit devaient être considérés comme des maladies primaires Frerichs compte parmi 96 autopsies de tuberculeuses 15 cas d'affections sexuelles ; 3 de ces derniers cas lui parurent primitifs ».

On le voit, les observations modernes ne s'accordent plus avec la réflexion de Vermeil qui cependant ne date que de 1880. La tuberculose génitale primitive chez les femmes n'est donc pas rare à proprement parler.

Et cette fréquence, telle que l'établissent les statistiques, est peut-être encore au-dessous de la vérité. Après avoir montré que les manifestations primaires de la tuberculose sur les organes génitaux paraissent plus fréquentes chez l'homme que chez la femme. Hegar recherche la cause de cette différence, et il montre sans peine que la tuberculose chez l'homme est aisément reconnue grâce au siège superficiel, à l'exploration facile des testicules. Moins connue, la tuberculose génitale primaire passe fréquemment inaperçue chez la femme, surtout en raison de son siège profond dans le corps de la matrice. Il y a lieu de croire que maintenant que nous possédons dans la recherche des bacilles un moyen sûr de diagnostic, ces cas seront mieux dépistés et la fréquence de la tuberculose génitale primitive chez la femme paraîtra plus grande. On ne pourra juger définitivement cette question que par l'examen des sécrétions de tous les catarrhes douteux de l'utérus.

Enfin une dernière cause d'erreur nous paraît résider dans la facilité relative avec laquelle la tuberculose génitale semble guérir. Pour le vagin, le fait est nettement établi. MM. Cornil, Verchère, Deschamps, etc., ont montré avec quelle rapidité les ulcérations tuberculeuses vaginales guérissent sous l'influence d'un traitement général et de l'application locale de teinture d'iode. Il est vrai que le savant professeur d'anatomie pathologique fait remarquer combien ces ulcérations sont : « sujettes à récidives, car la disposition générale de l'organisme à produire du tubercule n'en existe pas moins; mais le tubercule jaune ramolli, ulcéré, évolue assez rapidement et guérit. »

Il en est probablement de même des ulcérations tuberculeuses du col de l'utérus. Dans une de nos observations (Obs. IV) on voit une ulcération déjà ancienne du col utérin. Le tannin, les injections astringentes n'avaient amené qu'une légère amélioration. M. Bouffe, interne de service, découvre des bacilles dans le pus recueilli à la surface de cette ulcération et la traite par les badigeons d'iode. Rapidement la malade guérit et l'ulcération ne se reproduisit pas.

La tuberculose primitive du vagin est rare, niée même par un certain nombre d'auteurs, en tous cas exceptionnelle. Il n'est pas impossible qu'elle soit plus fréquente qu'on ne pense, et il serait intéressant de savoir si, traitée dès le début par la teinture d'iode, elle montrerait la même tendance aux récidives que dans les cas où elle est secondaire.

La tuberculose utérine, celle des trompes peuvent également guérir spontanément d'après Hegar. Elles ont de la tendance selon cet auteur à la guérison naturelle par crétification, et il cite à l'appui de sa thèse des observations de Giel, Kiwisch, Rokitansky. Ce fait a besoin évidemment d'être confirmé par de nouvelles observations. S'il était bien établi, il pourrait contribuer pour sa part à laisser passer inaperçus certains cas de tuberculose primitive. Les changements incessants subis par la muqueuse utérine, ne seraient pas étrangers pour Hegar à cette tendance à la guérison.

DES ORIGINES DU BACILLE INFECTANT

Puisque le bacille tuberculeux peut se rencontrer dans les organes génitaux de la femme, voyons comment il peut y être amené.

Dans le cas d'une tuberculose génitale, développée dans le cours d'une dégénération tuberculeuse d'un autre organe, on peut supposer que l'infection génitale est secondaire, que le microbe a émigré avec le sang ou la lymphe du foyer primitif dans le foyer secondaire. On peut, en d'autres termes, admettre une tuberculose « métastatique » (Cohnheim). D'autres fois la tuberculose génitale secondaire se développe par propagation d'une tuberculose intestinale aux voies sexuelles, et on a cité plusieurs exemples intéressants de cette propagation. (Mosler, W.-F. Jones).

Mais il n'en est plus ainsi au cas où la tuberculose génitale se montre comme la première manisfestation de l'affection dans l'organisme. Dans ce cas, les origines du bacille doivent être, ce nous semble, cherchées hors de l'organisme et cette origine semble être multiple.

I. — Mosler, dans la partie de son travail où il traite de la tuberculose vaginale, tend à attribuer un certain rôle aux germes suspendus dans l'air dans le développement de la tuberculose vaginale primitive : « Il ne faut pas, dit-il, repousser l'idée que les germes tuberculeux peuvent entrer dans le vagin ainsi que dans les poumons, par l'intermédiaire de l'air, et s'y développer, quand ils sont aidés par les conditions prédisposantes ». L'auteur d'ailleurs s'empresse d'ajouter qu'une pareille éventualité est rare, ce qui, ajoute-t-il, se comprend aisément.

Cette origine du bacille tuberculeux nous paraît exceptionnelle, si tant est qu'elle existe. Il y a en effet entre le vagin et le tube aérifère de nombreuses différences : d'un côté un conduit fermé par l'accolement de ses parois, de l'autre un tube largement ouvert, sans cesse parcouru par un courant d'air qui peut y entraîner les germes morbides suspendus dans l'atmosphère. Autant la transmission paraît facile dans ce dernier cas, autant elle semble peu probable dans le premier.

II. — Une autre modalité de l'infection est admise par Mosler, Wiedow, Hegar, et rapprocherait la tuberculose génitale de la tuberculose cutanée.

On peut très bien concevoir que la canule d'un irrigateur, une sonde utérine, une curette, etc. souillées de matières tuberculeuses puissent donner lieu à une véritable inoculation et amener le développement d'une tuberculose génitale. Le doigt d'un médecin, d'une sage-femme, d'une garde-malade peuvent servir d'intermédiaire. Il n'est point nécessaire d'ailleurs que ces personnes soient atteintes de tuberculose ; elles peuvent apporter le germe d'ailleurs, le porter avec elles et le disséminer partout.

Hegar rattache à cette source d'infection certains cas de tuberculose génitale qu'on voit évoluer après l'accouchement : « Le tissu utérin, imbibé de sang et de lymphe comme le serait en quelque sorte une éponge est tout disposé pour recevoir les germes morbides et favoriser leur développement. Les petites érosions, les petites ulcérations ne manquent pas non plus. La rareté de la tuberculose génitale pendant la grossesse, ainsi que le peu de fréquence de la fièvre puerpérale pendant le même temps, s'expliquent suffisamment par l'absense d'explorations et par le défaut de pertes de substance de la muqueuse » (1).

(1) A la fin de son travail, Hegar rapporte une observation incomplète sans doute, mais dans laquelle il y a toutes raisons de soupçonner une infection génitale pendant les suites de couches. Voici cette observation.

Pas de tare héréditaire. Infection probable pendant les suites de couches. Maladie aiguë sans localisation spéciale. Plus tard manifestations dans l'appareil respiratoire et le ventre. Péritonite tuberculeuse. Incision. Iodoforme. Guérison de la péritonite.

A., âgée de 33 ans, Parents et un frère de 31 ans bien portants. Mari en bonne santé. Trois enfants sains. Des autres enfants, les uns sont mort-nés, d'autres sont morts dans le jeune âge de différentes maladies : diphthérie, pneumonie. L'un d'eux est mort il y a sept ans à l'âge d'un an et demi de consomption.

Dans sa jeunesse, était bien portante. Réglée à treize ans 1/2. Menstrues régulières, peu abondantes, durant 2 à 3 jours, revenant toutes les 4 semaines, sans douleurs particulières ; crampes dans le dos et le ventre. Se marie à 21 ans. Jusque 32 ans : huit accouchements. Lors de la 6e grossesse, accouchement prématuré au 7e mois et demi ; l'enfant était mort. Au dernier accouchement, en octobre 1884, extraction manuelle du placenta par le médecin. Reste des couches normal. Elle n'allaite son enfant que peu de temps. La menstruation s'est rétablie 6 semaines après l'accouchement comme autrefois ; elle était peu abondante. En même temps, douleurs lancinantes à gauche dans le ventre, quelquefois à droite. 4 semaines plus tard, fin

Dans une revue sur le traitement de la tuberculose Wiedow exprime la même opinion. Cet auteur rapporte deux cas de catarrhe aigu purulent du vagin, observé sur des jeunes filles, chez lesquelles on ne pouvait accuser ni le coït ni l'onanisme. Dans le premier cas, l'agent de la

décembre 1884, elle tombe malade subitement sans causes spéciales: frissons et chaleur. Temp. 40°, au dire de la malade. Douleurs dans la poitrine. Elle garde le lit pendant deux mois. Peu à peu la fièvre tombe. Grande faiblesse. Les règles se suspendent pendant ce temps et aussi plus tard, en tout pendant trois mois, ensuite elles reparaissent comme auparavant, mais avec douleurs.

Au printemps 1885, toux fréquente avec expectoration peu abondante, muqueuse. Pendant tout l'été, très faible, elle garde fréquemment le lit et ne travaille plus. En août 1885, augmentation graduelle du ventre. Mêmes douleurs qu'auparavant, non seulement pendant les périodes menstruelles, mais aussi dans leur intervalle. Ecoulement jaunâtre et légèrement fétide. Sensation de tension dans le ventre, vers l'hypogastre. Douleurs de tiraillements dans tout le bas-ventre. Prétend ne pas avoir eu de fièvre alors. Pas de sensations de chaleur, mais fréquentes sueurs nocturnes.

En automne 1885, elle recommence à tousser beaucoup, surtout le matin, avec un peu d'expectoration. Irritation dans le cou. Enrouement. Amaigrissement. Augmentation du ventre encore accrue. Appétit et digestion satisfaisants. Menstruations régulières comme autrefois.

Commencement de janvier 1886 : C'est une femme mal nourrie, légèrement cyanosée. Pas de fièvre. L'exploration de la poitrine, faite avec soin par le professeur Thomas, donne : diminution légère du son de percussion sur tout le pourtour, mais murmure vésiculaire normal. En aucun point, on ne trouve de frottements (pleurésie guérie). Ni toux ni expectoration. Ventre notablement augmenté de volume avec tous les signes d'un épanchement liquide libre. Les organes sexuels ne présentent rien de particulier. Il s'écoule de l'utérus un liquide jaunâtre muqueux, peu abondant. Avec la curette, on fait un grattage de la muqueuse du corps de l'utérus. La recherche des bacilles donne un résultat négatif.

La malade s'étant plainte de douleurs en urinant, on la sonde et on retire une urine très trouble, mélangée de sang, de cellules épithé-

contagion parut être un papier malpropre; dans le second cas un vêtement. Et rapprochant ces cas de la tuberculose génitale, il ajoute : « Il est probable que les bacilles tuberculeux peuvent atteindre de la même façon les organes génitaux, et cela soit isolément, soit accompagnés d'autres germes infectieux ».

:

liales et de pus. Le lavage de la vessie, avec une solution phéniquée enraie rapidement cette affection.

Le 23 janvier 1886, on fait une incision de 5 centimètres sous l'ombilic sur la ligne blanche. On fait la ligature de 4 ou 5 petits vaisseaux et on tombe sur un péritoine très vascularisé. On enlève 5 ou 6 litres d'un liquide trouble, légèrement hémorrhagique, dont l'examen au point de vue des bacilles ne donne pas de résultat. Tout ce qu'on voit du péritoine pariétal et viscéral (un bout d'intestin se montre de temps en temps dans la plaie), est criblé de tubercules miliaires, gris, transparents, ou plutôt jaunâtres. Le doigt introduit dans la plaie sent une surface rugueuse, également rugueuse sur la paroi du petit bassin, le sommet de la vessie, l'utérus, les trompes, et les ovaires, qui sont un peu augmentés de volume.

On met un peu d'iodoforme après avoir enlevé les exsudats de la cavité péritonéale; on fait une toilette soignée du péritoine et des ligatures au catgut.

Tout s'est passé sans le moindre accident. On a employé la teinture d'iode pour les sutures ventrales. On a mis de la gaze iodoformée dans le vagin; ce sont les seuls moyens extraordinaires qui aient été employés. Il ne s'est plus reproduit d'exsudat.

La malade entra bientôt en convalescence, prit de l'embonpoint et une belle apparence. Aucune manifestation de la maladie ne fut notée du côté des poumons ou de l'intestin. La patiente quitta la clinique dans un excellent état; sa nutrition s'était notablement améliorée. Poids du corps : 108 livres.

4 mai 1886. L'exsudat ne s'est pas reproduit. Quelquefois encore quelques tiraillements dans l'hypochondre gauche. La malade a très bonne apparence. Poids du corps : 117 livres. On l'examine à la fin de juin; la péritonite n'a pas récidivé, mais il y a quelques signes d'une phthisie pulmonaire évidente.

Cette observation est intéressante à plusieurs points de vue. Voilà une femme sans aucun antécédent héréditaire, qui a toujours eu une

En résumé, c'est là, croyons-nous, une cause rare de tuberculose génitale, et bien que cette source d'infection ne nous paraisse pas discutable, comme la première, elle n'intervient que rarement dans le développement de la maladie. Pour la tuberculose de même que pour la syphilis, nous croyons que ces différents intermédiaires n'ont, comparativement aux rapports sexuels, qu'un rôle effacé dans la propagation de la maladie.

III. — Le sperme, enfin, peut être l'agent de la contagion, ainsi que le démontrent les observations que nous publions plus loin.

Deux cas d'ailleurs doivent être distingués ici. Ou le sujet contaminant présente une altération tuberculeuse des organes génito-urinaires. Ou bien avec des lésions tuberculeuses d'autres organes, le même sujet n'offre aucune lésion de l'appareil sexuel.

excellente santé. Elle accouche sept fois sans accident. La huitième fois, l'extraction manuelle du placenta est nécessaire et quelque temps après on voit se développer une tuberculose génitale.

Sans doute nous ne savons quel était l'état de santé du médecin, et s'il était bien portant, nous ne savons s'il avait été en contact avec des malades atteints de phthisie. La grande fréquence de la maladie rend, il est vrai, la chose très possible.

L'auteur de plus ne nous dit rien de l'état des organes génitaux du mari. La tuberculose épididymaire est si souvent latente qu'il est indispensable d'examiner cet organe alors que rien n'appelle l'attention de ce côté et de spécifier cet examen.

Remarquons la marche de l'infection qui frappe successivement les organes génitaux, le péritoine, la plèvre et beaucoup plus tard les poumons. Signalons aussi les bons effets de la médication sur la lésion locale.

1er cas. Lorsque les organes génito-urinaires sont le siège de lésions tuberculeuses, il y a lieu d'admettre que le sperme peut être mélangé avec des bacilles.

M. Cornil a examiné l'urine d'un jeune homme atteint d'une uréthro-stite intense , consécutive à des rapports sexuels avec une fille publique : « L'examen microscopique du sédiment urinaire, déposé au fond d'un vase à expérience, après coloration par la méthode d'Ehrlich, montra des bacilles réunis en touffes, en faisceaux. Les mêmes organismes furent retrouvés sur des lamelles, sur lesquelles on avait recueilli et desséché immédiatement des gouttelettes de pus uréthral, au moment de son émission. De plus la safranine colorait des spores qui probablement appartenaient à la blennorrhagie. » Et le savant professeur ne manque pas de rapprocher ces deux faits : la présence des bacilles de la tuberculose dans le pus de certaines vaginites, et la constatation des mêmes germes morbides dans certaines uréthro-cystites.

Babès, le premier, dans deux cas, J. Aguet, de Gennes, Irsai (dans 2 cas), Mendelsohn, etc., ont également constaté la présence des bacille dans l'urine de sujets atteints de cystite tuberculeuse.

Les lésions de la prostate, de l'épididyme donnent lieu quand elles suppurent à un écoulement purulent, dans lequel on a constaté à plusieurs reprises des bacilles tuberculeux. Dans un cas observé par M. le professeur Richet, il y avait une dégénération tuberculeuse du testicule et de l'épididyme. La fistule épididymaire qui se forma donna naissance à un écoulement purulent dans lequel M. le professeur Cornil trouva des bacilles.

M. Debove a fait la même constatation sur un malade de M. Bouilly.

N'est-il pas admissible que le sperme dans son passage à travers les voies génitales dégénérées, puisse recueillir des bacilles qui se mélangent avec lui? C'est d'ailleurs l'opinion de M. le professeur Verneuil. « Je sais, dit-il, qu'il faudrait constater directement le microbe dans les produits d'éjaculation de certains hommes. Mais le résultat est presque acquis d'avance, puisque M. Babeziu a déjà pu les reconnaître dans l'urine de sujets mâles atteints de tuberculose génito-prostatique, et si l'on songe à l'hérédité de la tuberculose par la voie paternelle seule. »

Une observation, peut-être plus démonstrative encore, a été faite par M. Rosenstein. Chez un sujet atteint d'épididymite tuberculeuse, et dont les poumons ne présentaient aucune altération, cet auteur a trouvé le bacille dans l'urine.

On sait d'ailleurs qu'il n'est pas rare d'observer des écoulements uréthraux dans les cas de tuberculose génitale. MM. Gosselin et Walther signalent ce fait dans leur article du Dictionnaire de médecine et de chirurgie pratiques : « Nous ne voulons que rappeler ici qu'après avoir considéré ces écoulements rebelles comme une des causes de la tuberculose génitale, on les regarde plutôt comme produits par la présence de granulations dans la région prostatique de l'urèthre ».

M. Poncet a signalé aussi un cas de tubercules du testicule avec blennorrhée.

Le mari d'une des malades que nous avons pu

observer et dont on trouvera l'observation plus loin (Obs. VII) présentait de temps à autre un écoulement blanchâtre par l'urèthre. On conçoit avec quel intérêt nous eussions recherché les bacilles dans le liquide de cet écoulement. Malheureusement malgré le désir que nous lui avons exprimé, le malade n'est plus venu nous voir.

Et ce n'est pas seulement dans le cas où la portion prostatique de l'urèthre est le siège de granulations tuberculeuses, qu'on observe ces écoulements, on les a notés aussi dans les cas où la prostate, envahie par la dégénérescence caséeuse, déverse dans l'urèthre le contenu des cavernes creusées dans son épaisseur.

Dans tous ces cas, il peut être admis, ce nous semble sans léser le rigorisme scientifique, que le liquide qui s'écoule de l'urèthre, contient des bacilles tuberculeux et peut devenir une source d'infection.

Et ce qui fait le danger de ces écoulements c'est que bien souvent ils sont indolents, peu abondants et peuvent par conséquent passer inaperçus, ou être négligés par les malades. C'est le cas du nommé C... dont nous parlions plus haut. Il avait bien remarqué cet écoulement, mais comme il ne s'était pas exposé à contracter la blennorrhagie, il n'en faisait aucun cas et continuait à avoir des rapports sexuels avec sa femme.

Dans tous ces cas, le bacille tuberculeux existe dans ces écoulements urèthraux sans aucun doute; il peut donc être entraîné avec le sperme au moment de l'éjaculation.

Si, d'un autre côté, le bacille peut se mêler au liquide urinaire, dans le cas d'une lésion isolée de l'épididyme (cas de Rosenstein), n'est-il pas logique d'admettre que ce même bacille existe dans le sperme. Nous n'éprouvons pour notre part aucune difficulté à admettre ce fait.

Cart Jani, dans un travail que nous aurons à citer plus longuement ci-dessous, ne met pas en doute ce que nous avançons : « Un testicule frappé de dégénérescence tuberculeuse, dit-il, et surtout quand la prostate participe au processus morbide, doit fournir un sperme infecté de germes tuberculeux, et il doit en être ainsi dans la tuberculose miliaire aiguë généralisée ». Dans un de ces derniers cas, le liquide obtenu par le raclage d'une coupe de la prostate renfermait de nombreux bacilles.

2e cas. Mais le sperme d'un sujet atteint de tuberculose localisée au poumon ou à tout autre organe, est-il aussi infecté par le germe morbide.

La question est encore à l'étude. Si cependant nous en croyons les quelques travaux, touchant à cette question, elle devrait être résolue par l'affirmative.

On connait les expériences si intéressantes de MM. Landouzy et Martin. « Le jour, disent ces auteurs, où nous aurons démontré la transmissibilité de la tuberculose par inoculation isolée du sperme (il faudra bien l'admettre tuberculeux ce sperme, s'il est tuberculisant), nous toucherons à l'explication de ces faits d'hérédité d'apparence purement paternelle dont chacun de nous peut rapporter des exemples. »

Dans un cas où les testicules sont sains, ils recueillent le sperme avec toutes les précautions voulues pour empêcher toute contamination possible par l'humeur péritonéale. Ce sperme additionné d'une quantité à peu près égale d'eau salée à 12 pour 1000 est injecté à la dose de

2 gr. dans le péritoine de cobayes et permet de produire une tuberculose en série.

Une seconde expérience, faite dans les mêmes conditions donna les mêmes résultats. En présence de ces observations les auteurs ne peuvent refuser au sperme les qualités nécessaires pour déterminer la tuberculose : « Il fallait bien enfin qu'il fut tuberculeux, le sperme inoculé, puisqu'il a donné des inoculations positives; il a tuberculisé les terrains sur lesquels nous l'avons transplanté ».

Ces expériences, répétées par deux savants italiens dont nous trouvons les travaux résumés dans le Journal de médecine de Bordeaux, ont donné les mêmes résultats. MM. Landouzy et Martin avaient expérimenté sur le cobaye, animal aisément tuberculisable. MM. Sirena et Pernice ont opéré sur le chien, auquel on ne peut faire le même reproche. Ils ont injecté dans la cavité abdominale d'une chienne un gramme de sperme dilué dans de l'eau distillée et recueilli dans les vésicules séminales d'un homme tuberculeux avec testicules sains en apparence. A la mort de l'animal, 178 jours après, ils ont constaté une tuberculose diffuse dans différents organes.

Ces expériences, on le voit, sont absolument en faveur d'une action tuberculisante du sperme. Cependant nous ne croyons pas qu'on ait jamais directement constaté les bacilles dans le sperme, alors surtout que les testicules étaient sains. Et M. Reclus, dans la critique qu'il faisait de la communication de M. Fernet, à la Société médicale des hôpitaux, n'a pas manqué de citer ce fait.

M. Fr. Aguet a recherché trois fois les bacilles dans

le sperme de sujets ayant les testicules sains et ne les y a pas trouvés.

Nous avons recueilli trois fois le sperme dans les vésicules séminales de sujets morts de tuberculose sans lésion de l'appareil sexuel et jamais nous n'avons trouvé les germes tuberculeux. Nous n'avons pas eu l'occasion de faire la même recherche dans les cas où l'appareil génital était envahi par la dégénérescence tuberculeuse.

Il y a lieu de s'étonner dès lors que le sperme recueilli dans les mêmes conditions puissent par inoculation déterminer la tuberculose.

Le nombre des bacilles contenu dans le sperme peut être très restreint, assez pour échapper à un examen microscopique minutieux et suffisant cependant pour conférer au liquide, infructueusement examiné avec nos méthodes actuelles de recherches, la virulence tuberculeuse.

Le même fait d'ailleurs a été observé pour d'autres liquides. Un liquide pleural, dans lequel M. Gombault n'avait pu trouver de bacilles, a cependant donné des résultats positifs par l'inoculation.

Nous ne connaissons pas en outre tous les états par lesquels passe le bacille tuberculeux dans son évolution morphologique. Babès, Ehrlich ont trouvé dans les liquides tuberculeux des grains, adjoints à un bacille et regardés comme des spores. Il peut se faire que ces spores se trouvent dans le sperme (lorsque les testicules sont sains), tout comme dans le liquide pleural susindiqué, prolifèrent quand ils rencontrent un milieu propice et donnent naissance à des bacilles tuberculeux.

C'est là une hypothèse que rien ne dément dans l'état actuel de la science et que de nouvelles recherches transformeront peut-être plus tard en certitude.

Dans le travail auquel nous faisions allusion ci-dessus, travail inspiré par le professeur Cohnheim et entrepris sous la direction du professeur Weigert, Cart Jani a aussi recherché les microbes de la tuberculose dans le sperme, fourni par les testicules sains de plusieurs phthisiques. Ses recherches n'ont donné que des résultats négatifs, et cependant l'auteur ne conclut pas à l'absence non seulement des germes tuberculeux, mais même des bacilles dans le sperme. Par leur petit nombre, les bacilles peuvent échapper aux recherches. De plus s'ils ne s'y trouvent pas sous forme de bacilles, ils peuvent y exister sous forme de spores.

Aussi s'est-il proposé de rechercher les bacilles dans les organes eux-mêmes où, selon lui, ils pourraient se transformer. Il fit des coupes de testicules et de prostates, pris sur des phthisiques, dont les organes génito-urinaires avaient en apparence échappé à l'infection. Six fois sur 8 pour le testicule, 4 fois sur 6 pour la prostate, il a trouvé des bacilles, toujours en petit nombre. Ils se trouvaient soit dans le contenu des canaux séminifères, soit au milieu des cellules épithéliales, soit immédiatement au-dessous de l'épithélium. Une fois même, il a trouvé un bacille, dans la sécrétion prostatique solidifiée par l'alcool. Et il insiste tout particulièrement sur ce fait que les parties des glandes, voisines du point où se trouvaient les bacilles, ne présentaient aucune altération apparente.

Rappelant alors que Grawitz a constaté le passage des éléments corpusculaires et des spores de la moisissure (spores de beaucoup plus volumineuses que les bacilles) à travers l'épithélium des glomérules du rein, sans aucune altération de ces organes, il ajoute : « Il n'y a plus aucune raison de douter du passage des bacilles au travers des membranes capillaires ». Et comme conclusion de son travail, il admet que l'œuf peut être directement infecté par le sperme.

Ces résultats, obtenus par Cart Jani, demandent à être confirmés par d'autres observations. S'ils ont été contrôlés par Weigert, ils ont été contestés par d'autres auteurs. Mais si des recherches ultérieures venaient confirmer ce travail, la contagion de la tuberculose par le sperme pourrait bien être de beaucoup plus fréquente qu'on ne pense.

En résumé, dans l'état actuel de nos connaissances, on peut admettre, ce nous semble, que dans le cas de tuberculose génito-urinaire le sperme peut être l'agent de la contagion. Pour se prononcer sur l'action virulente d'un sperme fourni par les testicules sains d'un sujet phthisique, il faut, croyons-nous, attendre de nouveaux travaux la confirmation des recherches de Cart Jani.

DE LA TRANSMISSION DE LA TUBERCULOSE PAR LA VOIE GÉNITALE. -- DES CONDITIONS QUI LA FAVORISENT.

Nous avons déjà vu dans le cours de notre étude que le sperme de sujets atteints de tuberculose génitale doit contenir des bacilles, et que peut-être le sperme est virulent alors même que les organes génitaux sont sains en apparence. Nous avons vu aussi, que d'après des statistiques récentes, la tuberculose génitale primitive chez la femme n'est point aussi rare qu'on le pensait jusqu'à ces dernières années et nous avons émis la pensée que cette fréquence augmentera peut-être encore, à mesure que nos moyens de diagnostic se perfectionneront.

En présence de ces deux résultats, nous devons nous demander s'il n'y a pas un lien entre ces deux faits, si, en d'autres termes, une femme saine ne peut prendre la tuberculose dans ses rapports sexuels avec un homme atteint d'une tuberculose génitale. Nous appuyant sur les observations qui vont suivre, nous croyons pouvoir répondre affirmativement.

Ces observations n'ont pas toutes la même valeur à nos yeux. Les deux premières qui ont été communiquées à la Société médicale des hôpitaux par notre cher maître M. le Dr Fernet, et qui constituent les premiers documents, publiés sur la question qui nous occupe, seraient absolument démonstratives si les recherches de MM. Landouzy et Martin, Sirena et Pernice, Cart Jani étaient confirmées par de nouveaux observateurs.

La troisième observation n'est guère très démonstrative non plus; la tuberculose a certainement débuté chez cette malade par la voie génitale, mais nous n'avons pu obtenir de renseignements certains sur les rapports sexuels de cette fille. Cette observation est la première que nous ayons observée, elle a été l'occasion de nos recherches.

Les autres cas nous paraissent absolument probants. Dans tous, nous avons pu faire la confrontation, recommandée par M. le professeur Verneuil dans la question qui nous occupe, la confrontation « qui a rendu de si grands services dans l'étude du chancre primitif et de la transmission des accidents secondaires ».

Observation I

(Dr Fernet.)

Tuberculose génitale par contagion. — Tuberculose pulmonaire. — Guérison.

R... (Octavie), âgée de 25 ans, blanchisseuse, entrée dans mon service à l'hôpital Beaujon le 6 février 1884 (Sainte-Paule, 15).

Antécédents : mère morte de la poitrine. Gourmes dans l'enfance : rougeole à l'âge de 6 ans, éruption sur la face et le cuir chevelu à l'âge de 9 ans, écoulement leucorrhéique de peu de durée à la même époque. Inflammation d'intestin (?) à l'âge de 17 ans, qui dura 3 mois; peu après : fièvre typhoïde. A l'âge de 18 ans, la malade qui n'était pas encore réglée, fut prise sans cause connue de douleurs vives dans les reins et le bas-ventre, qui durèrent 3 ou 4 jours et furent suivies pendant 3 semaines de pertes blanches abondantes et de douleurs en urinant. Cette leucorrhée revint à différentes reprises jusqu'à l'apparition des règles, qui arrivèrent pour la première fois à l'âge de 20 ans et demi. Depuis cette époque les règles sont régulières, peu abondantes ; elles durent 2 ou 3 jours.

Depuis plusieurs années, la malade s'enrhume fréquemment pendant les hivers, mais ces rhumes ne durent pas plus d'une quinzaine de jours et guérissent sans traitement.

A l'âge de 22 ans, elle prit un amant avec lequel elle vécut pendant deux ans. (Elle nous a affirmé de la façon la plus formelle que c'est le seul homme qu'elle ait jamais connu.) Cet homme était malade de la poitrine, il avait eu plusieurs fois des crachements de sang ; il la quitta il y a un an pour aller se faire soigner dans son pays, où il est mort au mois d'avril 1884. Depuis ces relations, la malade eut fréquemment des leucorrhées dans l'intervalle des règles, et plusieurs fois des poussées de vulvo-vaginite. Au commencement de l'an dernier, elle eut notamment une poussée de cette nature qui dura plus de deux mois, fut soignée par un médecin qui n'y trouva rien de spécifique et céda à l'usage de bains et d'injections astringentes. Au mois de mai, accès de fièvre intermittente (?) qui durèrent six semaines. Enfin, au mois d'août dernier, la malade entre une première fois dans mon service (Sainte-Paule, n° 2), pendant que j'étais en vacances, pour une pelvi-péritonite qu'elle attribuait à une injection d'eau froide qu'elle avait faite pendant l'époque menstruelle : elle en sortit au bout de deux mois, non complètement guérie, pour aller au Vésinet et elle put ensuite reprendre son travail ; depuis cette époque, elle eut encore à plusieurs reprises des poussées de leucorrhée abondante qui durèrent quelques jours, et depuis le même temps ses règles ne sont pas revenues.

Il y a deux mois, la malade a commencé à tousser et à rendre des crachats contenant quelques filets de sang. En même temps elle s'est amaigrie d'une façon très sensible et elle a perdu ses forces ; cependant elle n'accuse pas de sueurs nocturnes. Son appétit est presque nul ; elle a de fréquentes nausées et une constipation habituelle.

Etat actuel. — L'examen de la poitrine dénote l'existence d'une infiltration tuberculeuse des deux sommets, surtout du sommet gauche, avec commencement de ramollissement en arrière (craquements humides peu abondants dans les fosses sus-épineuses) et adénopathie trachéo-bronchique bilatérale. Le ventre, un peu saillant, est sensible à la pression, surtout à sa partie inférieure. Le toucher fait constater dans le cul-de-sac vaginal du côté droit un empâtement en forme de croissant qui embrasse le col de l'utérus et empiète sur les culs-de-sac antérieur et postérieur ; le cul-de-sac gauche est libre. Le palper abdominal fait sentir dans le fond de la fosse iliaque gauche deux ou trois ganglions engorgés. L'examen des organes génitaux externes fait en outre constater l'existence d'une vaginite intense avec uréthrite, vaginite spontanée, non blennorrhagique, qui revient de temps en temps, par poussées, comme il a déjà été dit plus haut.

La langue est dépouillée dans presque toute son étendue, sillonnée de petites fissures et couverte sur ses bords de petites plaques grisâtres à contours très irréguliers ; les papilles sont saillantes et d'aspect framboisé. La gorge est douloureuse et la mastication gênée. La langue est seulement le siège d'une légère rougeur sans caractères particuliers.

Traitement. — Cautérisations ponctuées sur le haut de la poitrine, bains, injections émollientes, repos ; régime mixte, poudre de viande. Collutoire miel et borax.

14 février. Après avoir pris un bain la malade est prise de frissons suivis de fièvre (T. 40°), de vomissements verdâtres bilieux. Le ventre est très douloureux, quoique non ballonné. Survient en outre une céphalalgie intense avec douleurs dans l'oreille gauche et le côté correspondant de la face. La toux

augmente et on constate des râles de bronchite disséminés dans les deux côtés de la poitrine.

Trois jours après survient un écoulement séro-purulent par l'oreille, que l'on combat par des injections boriquées tièdes et qui cesse au bout de huit jours. Pendant ce temps, les douleurs de ventre ont diminué et l'écoulement leucorrhéique a disparu.

Peu de jours après la cessation de l'écoulement de l'oreille (27 février), la leucorrhée reparaît ainsi que les douleurs abdominales.

Le 15. Poids de la malade : 55 kilogr.

5 mars. L'état du ventre s'est aggravé, la malade y ressent des douleurs vives. Le toucher vaginal combiné avec la palpation abdominale permet de sentir un engorgement étendu, occupant les annexes de l'utérus du côté droit et le cul-de-sac vaginal ; cet engorgement du volume d'un œuf de poule est inégal, bosselé, vraisemblablement formé surtout par de gros ganglions (adéno-phlegmon tuberculeux). On sent en outre dans la fosse iliaque gauche un ganglion du volume d'une grosse amande.

Les plaques de la langue persistent sans changement, on ne constate aucune amélioration de ce côté.

Vésicatoire sur la fosse iliaque droite. Lotions buccales avec la liqueur de Van Swieten.

10 mars. La malade a fait, hier, une chute sur le dos dans la salle : aujourd'hui, son ventre est douloureux et un peu tendu. L'état de la langue n'a pas changé ; elle est dépouillée, inégale, hérissée de papilles, et présente sur ses bords des plaques grisâtres à contours irréguliers ; les ganglions sous-maxillaires médians ou latéraux ne présentent aucune tuméfaction. Poids : 56 kil.

Pointes de feu sur le ventre, à répéter toutes les semaines.

Le 15. Les douleurs abdominales sont très vives ; la masse indurée qu'on avait constatée à droite de l'utérus a augmenté et a maintenant le volume d'une orange, sa surface est inégale et bosselée ; elle englobe l'utérus à droite et à sa partie supérieure, et dépasse la ligne médiane à gauche de trois travers de doigt.

Cataplasmes laudanisés. Injections émollientes.

L'état de la langue s'est amélioré, elle est encore dépouillée, mais ne présente plus de dépôts grisâtres sur les parties latérales ; on supprime les lotions avec la liqueur de Van Swieten.

Le 20. La tumeur abdominale a encore augmenté, elle remonte à droite jusque dans la fosse iliaque et elle dépasse la ligne blanche de quatre travers de doigt du côté gauche.

L'état de la poitrine ne s'est pas modifié.

Le 24. Poids : 59 kil. 500.

Le 25. Depuis deux jours, les douleurs de ventre restant toujours très vives, la malade a ressenti des envies fréquentes d'uriner et elle ne rend chaque fois qu'une petite quantité d'urine ; la miction est cuisante et douloureuse. Les urines ayant été recueillies dans un bocal, on constate au fond du bocal un dépôt de pus qui a plus d'un centimètre d'épaisseur ; il est donc évident qu'une partie de la masse engorgée a suppuré et s'est ouverte dans la vessie. La tumeur abdominale a d'ailleurs beaucoup diminué de volume ; elle ne remonte plus qu'à deux travers de doigt au-dessus de l'arcade crurale et ne dépasse pas l'épine iliaque antérieure et supérieure ; sa consistance est encore très dure. Le toucher fait encore constater l'engorgement du cul-de-sac droit et un empâtement assez volumineux autour du col de la vessie et de l'origine de l'urèthre.

Le 29. La malade a tous les jours de petits frissons ; son urine, recueillie journellement, présente au fond du bocal un dépôt de pus de plus d'un centimètre d'épaisseur. Température : m. 37°,4 ; s. 39°,6.

Le 31. Même état. Le toucher vaginal fait constater que le cul-de-sac latéral droit et le cul-de-sac antérieur sont remplis par une masse dure qui fait corps avec celle qui est située à droite de l'utérus et qui est encore grosse comme une orange. Température : m. 37°,4 ; s. 39°,8.

5 avril. La quantité de pus contenu dans l'urine a beaucoup

diminué et la tumeur du ventre a aussi un moindre volume ; les douleurs sont moins vives.

L'état de la poitrine semble aussi en voie d'amélioration ; la respiration est moins soufflante dans les deux fosses sus-épineuses et les craquements humides sont plus rares. L'adénopathie trachéo-bronchique persiste. Depuis une dizaine de jours, la malade a un peu de fièvre avec exaspérations vespérales ; depuis trois jours, cette fièvre a diminué et est sensiblement nulle maintenant. Température : m. 37°,8 ; s. 38°.

La malade s'alimente assez bien (2 degrés, lait, 3 cuillerées de poudre de viande).

Le 12. L'urine ne contient presque plus de pus ; mais pendant la nuit, la malade s'est aperçue qu'à différentes reprises, elle rendait un peu de liquide par le vagin et ce liquide a fait sur sa chemise des tâches manifestement purulentes. Il s'est fait sans doute une ouverture par le vagin. La tumeur abdominale a encore diminué et ne présente plus que le volume d'un œuf de poule. L'utérus est redevenu mobile.

Le 14. L'urine contient toujours un dépôt purulent dont la quantité varie d'un jour à l'autre. Deux ou trois fois par jour, il s'écoule un peu de pus par le vagin.

Le 16. L'ouverture vaginale paraît s'être refermée ; et depuis que la malade ne rend plus de pus, elle souffre de nouveau du ventre et la tumeur abdominale a augmenté de volume ; elle s'élève de nouveau à trois travers de doigt au-dessus du pubis et de l'arcade crurale. La miction est fréquente et douloureuse ; les urines contiennent toujours un dépôt de pus. Depuis une quinzaine de jours, la fièvre a presque complètement cessé ; à peine trouve-t-on quelquefois le soir une température avoisinant 38°.

Le 20. Nouvelle ouverture de l'abcès dans le vagin. La malade a pu recueillir une petite quantité de pus que l'on soumet, après l'emploi des réactifs, à l'examen microscopique ; on y trouve seulement trois bacilles dont l'aspect et la coloration ne sont pas absolument identiques à ceux qu'on trouve dans les crachats tuberculeux (cet examen n'est donc pas tout à fait probant). On n'a pu trouver de bacilles dans le pus des urines.

Le 22. Le ventre est ballonné et douloureux. La malade croit à l'arrivée prochaine de ses règles (Potion : éther, 1 gr., acétate d'ammoniaque, 4 gr.; sinapismes aux jambes et aux cuisses). Poids 58 kil.

Le 25. Les règles sont arrivées la nuit dernière ; le ventre est moins ballonné et moins douloureux.

Le 27. Les règles sont terminées.

Le 28. Poids : 60 kilogr.

Le 30. La malade croit avoir rendu cette nuit, en allant à la garde-robe, une certaine quantité de pus par le vagin : mais ce pus mêlé aux matières, n'a pu être recueilli pour être examiné.

4 mai. La tumeur abdominale a sensiblement diminué : on n'en sent plus nettement les contours ; il n'y a plus qu'un empâtement général de la région. Les urines contiennent beaucoup moins de pus.

Le 5. L'examen minutieux de la poitrine montre qu'il existe seulement un foyer limité de ramollissement à la partie externe du sommet droit et une adénopathie du même côté ; à gauche quelques signes peu étendus d'infiltration tout à fait au sommet.

Le 6. Poids : 61 kilogr.

Le 12. Poids : 62 kilogr.

Le 18. Poids : 63 kilogr. 500

Le 20. Les urines ne contiennent plus de pus depuis deux jours, et depuis le 30 avril, il ne s'est pas fait d'ouverture par le vagin. Le ventre est peu douloureux. L'état général s'est très sensiblement amélioré ; outre la poudre de viande, la malade s'alimente bien et elle commence à rester levée dans la journée.

Le 23. Toucher : la partie gauche des annexes de l'utérus est tout à fait libre ; à droite il reste encore un engorgement qui aurait environ le volume d'un œuf de poule, appliqué contre l'utérus, mais qui paraît mobile. Examen au spéculum : le col de l'utérus est petit, recouvert de quelques petites granulations rouges qui ne paraissent pas exulcérées ; le vagin, dans sa totalité, est rouge, granuleux, couvert d'une sécrétion muco-purulente.

Le 26. La malade tousse très peu ; l'expectoration est nulle. A l'examen de la poitrine, toute trace de craquement a disparu, les bruits respiratoires sont sensiblement normaux. Poids : 64 kilogr. (Ainsi depuis le 24 mars, où nous avons trouvé le moindre poids, la malade a gagné en 2 mois 10 kilogr. et demi.)

2 juin. La malade va de mieux en mieux, son apparence extérieure est transformée. La poitrine va bien.

Le ventre ne présente plus de volume exagéré. Toucher : l'utérus paraît sain, sauf peut-être une légère augmentation de volume du corps. Dans le cul-de-sac droit, on sent un peu d'empâtement sur le côté de l'utérus et par le palper abdominal quelques ganglions dans la fosse iliaque ; du côté gauche, le cul-de-sac est libre et il n'y a qu'un peu de sensibilité à la pression.

La leucorrhée a cessé. Les règles sont venues ces jours derniers, elles ont été normales, sauf quelques douleurs dans les reins.

La malade part pour le Vésinet le 3 juin.

2 juillet. La malade est revenue nous voir à la consultation ; son état reste très satisfaisant. La poitrine ne présente pas en ce moment de signes évidents de tuberculose.

Observation II

(Dr Fernet.)

Tuberculose génitale par contagion. — Soupçons de tuberculose pulmonaire. — Guérison relative.

La nommée P... (Dominique), âgée de 30 ans, domestique, négresse amenée en France dans sa jeunesse, entre dans mon service, salle Ste-Paule, 20 *bis*, le 9 avril 1884.

Cette femme, de constitution moyenne n'a pas eu de maladie

antérieure. Bien réglée d'ordinaire, elle a eu trois enfants, le dernier il y a un an ; interrogée plus tard avec soin sur ce sujet, elle nous a affirmé qu'elle n'avait connu qu'un seul homme (qui était un blanc) et que cet homme est mort de la poitrine il y a six mois.

Au moment de son entrée, elle nous raconte que, ayant fait une chute dans un escalier, il y a 3 mois, elle a été prise d'une perte utérine qui s'est prolongée jusqu'à aujourd'hui avec des interruptions de 1 ou 2 jours seulement : le sang rendu est tantôt liquide, tantôt en caillots. Elle s'est en outre aperçue, depuis 2 mois, que son ventre grossissait, et elle éprouve des douleurs dans les reins avec irradiations vers les cuisses sur le trajet du nerf crural.

Depuis le début de sa maladie, elle a maigri d'une façon très marquée, elle ressent de la fièvre tous les soirs et elle a des sueurs nocturnes limitées à la paume des mains.

Le ventre est un peu développé et tendu, douloureux à la pression. Le toucher vaginal fait sentir un col petit, mou et entr'ouvert ; le cul-de-sac postérieur est normal, mais le cul-de-sac antérieur est effacé, ainsi que le cul-de-sac latéral droit, au niveau duquel la dépression normale est remplacée par une saillie qui s'avance au devant du col utérin et qu'il faut contourner pour arriver sur ce dernier. En combinant le palper abdominal, avec le toucher vaginal, on arrive à circonscrire une tumeur volumineuse qui englobe toute la partie droite de l'utérus et est enclavée dans le détroit supérieur : cette tumeur est dure, à surface inégale et bosselée, elle paraît constituée par une agglomération de gros noyaux marronnés que l'on sent surtout d'une façon nette au niveau du cul-de-sac droit de l'utérus par le toucher. La masse formée par la tumeur est partout de consistance dure ; nulle part on n'y peut sentir de fluctuation, elle est presque immobilisée, on n'y peut déterminer que des déplacements peu étendus, qui se transmettent nettement de la main au doigt et inversement.

La malade tousse un peu, mais elle n'a jamais eu d'hémoptysie. L'examen de la poitrine dénote une diminution de la sonorité dans la fosse sus-épineuse du côté droit, quelques craquements secs et de la respiration soufflante dans les points correspondants et à ce même sommet, la transsonnance est plus sèche et plus nette que du côté opposé.

Le pouls est petit et irrégulier; le rythme cardiaque est anormal : après 3 ou 4 mouvements réguliers, il y a une intermittence assez longue. Le 1er bruit à la pointe est légèrement soufflant.

Rien de particulier dans les fonctions digestives.

Diagnostic. — Adéno-phlegmon tuberculeux à droite de l'utérus ; soupçons de tuberculose pulmonaire.

Traitement. — Repos absolu au lit. Potion de Todd avec XX gouttes de perchlorure de fer. Vin de quinquina ; 2 degrés d'aliments et poudre de viande.

21 avril. Les pertes utérines ont continué à peu près aussi abondantes, mais les douleurs ont diminué, ainsi que la tumeur, que la malade laisse maintenant explorer plus facilement.

La potion au perchlorure de fer est remplacée par une potion avec 1 gramme d'ergot de seigle. Cautérisations ponctuées sur le bas-ventre à répéter tous les cinq jours.

Le 25. Encore quelques pertes, moins abondantes. La tumeur du bas-ventre diminue progressivement de volume, sans changer de consistance ; cette diminution est surtout appréciable par le palper abdominal ; le gros noyau qu'on sent par le toucher dans le cul-de-sac droit est sensiblement aussi volumineux.

Supprimer l'ergot de seigle. Le reste du traitement ut supra.

Le 29. Poids : 63 kilogr.

2 mai. L'hémorrhagie utérine est arrêtée et les douleurs circum-utérines sont maintenant presque nulles ; la saillie que faisait la tumeur dans le côté droit du bas-ventre s'est réduite de moitié environ, le toucher donne toujours à peu près les mêmes signes.

L'examen de la poitrine confirme l'existence dans le sommet

droit des désordres déjà constatés il y a quelques jours et qui ont fait soupçonner la présence de granulations tuberculeuses.

La malade s'alimente assez bien et prend bien sa poudre de viande.

Le 5. La diminution de la tumeur continue régulièrement, même traitement, cautérisations ponctuées sur le ventre (cinquième application).

Le 23. L'état général est bien meilleur. Les phénomènes locaux de la poitrine ne se sont pas sensiblement modifiés. Il y a des pertes blanches assez abondantes, mais voici trois semaines que les pertes utérines sont complètement arrêtées. Le toucher fait constater une réduction notable de la masse indurée, située à droite de l'utérus, réduction qui s'est faite dans toutes les dimensions ; en outre, pour la première fois, on remarque que cette masse est devenue mobile dans le bassin, bien qu'elle soit encore adhérente à l'utérus. L'examen au spéculum ne révèle rien d'anormal.

Le 26. Poids : 59 kilogr.

2 juin. Poids : 59 kilogr. 500.

Le 15. Apparition des règles : il y a un peu plus d'un mois que l'hémorrhagie utérine a cessé.

L'examen de la poitrine reste douteux pour le côté droit qu'on avait jusqu'ici suspecté ; pour le côté gauche, on note une élévation de la tonalité à la percussion dans la fosse sus-épineuse et au même niveau de la respiration rude et quelques craquements secs.

La malade se plaint en outre de douleurs dans les deux jambes, on constate que ces douleurs sont dues à des thromboses qui se sont produites dans les veines des jambes, lesquelles sont extrêmement variqueuses. Depuis quelques jours la malade se levait un peu ; on lui impose de nouveau le repos absolu au lit et on prescrit quelques onctions opiacées et belladonées.

Le 16. Poids : 61 kilogr.

Le 23. Amélioration persistante. Poids : 62 kilogr.

Le 30. Poids : 61 kilogr. 500.

7 juillet. Poids : 60 kilogr.

Le 11. La masse morbide circum-utérine est maintenant peu étendue et elle est tout à fait mobile, toujours en faisant corps avec l'utérus.

L'examen de la poitrine fait constater quelques craquements secs dans la fosse sus-épineuse des deux côtés, surtout à gauche, une transsonnance sèche et dure surtout à droite.

Le 15. Poids : 60 kilogr.

Le 18. La malade se lève depuis une huitaine de jours, son appétit est satisfaisant et l'état général est bon. Sur le côté droit de l'utérus on trouve encore un noyau du volume d'un œuf de pigeon, qui se prolonge à droite du corps utérin, en s'amoindrissant.

La malade demande sa sortie. Exeat.

Dans sa communication à la Société médicale des hôpitaux, M. Fernet faisait suivre ces deux observations des réflexions suivantes : Voilà des femmes qui ayant eu des rapports sexuels avec des hommes phthisiques, deviennent elles-mêmes tuberculeuses, et la localisation première de la maladie a lieu sur les organes du bas-ventre ; la tuberculose génitale est chez elles tellement prédominante, que c'est pour cette maladie qu'elles viennent se faire soigner à l'hôpital, et on ne trouve, en dehors de la maladie pelvienne, que des manifestations commençantes ou à peine ébauchées. Comment ne pas admettre que la maladie a pénétré par les organes génitaux ? Et quand on constate, d'après leur déclaration, qu'elles avaient cohabité avec des hommes tuberculeux, comment ne pas être amené à penser que le microbe de la tuberculose leur a été inoculé dans les rapports sexuels ?

Observation III (personnelle)

Tuberculose génitale. — Tuberculose pulmonaire probable. — Amélioration.

V..., Marie, âgée de 20 ans, domestique, entre le 20 octobre 1886, dans le service de M. Fernet, salle Ste-Hélène, lit n° 15, hôpital Beaujon.

Cette jeune femme est d'apparence forte et vigoureuse. Chez ses ascendants et collatéraux, il n'y a aucun fait de tuberculose à signaler. Elle-même à toujours eu une excellente santé, jusqu'au début des accidents qui l'amènent aujourd'hui à l'hôpital.

Il y a actuellement trois mois qu'elle n'a plus été réglée. Jusque-là l'évolution menstruelle n'avait présenté chez elle aucune irrégularité ; elle n'a jamais été enceinte.

En même temps que l'écoulement menstruel se supprimait, la malade eut des pertes blanches abondantes qui n'ont pas tari depuis ; c'était un écoulement blanchâtre, peu épais, et qui jamais ne présenta une teinte jaune ou verdâtre. Ajoutons que depuis qu'elle était réglée, la malade n'avait jamais eu pareil écoulement.

Deux mois avant son entrée à l'hôpital, elle eut quelques douleurs vagues dans le pied gauche et la main droite, mais elle ne cessa pas de vaquer à ses occupations.

Elle ne commença à tousser que vers le commencement du mois d'octobre, c'est-à-dire quinze jours avant son admission à Beaujon. Nous avons insisté à différentes reprises pour bien préciser le début de ces accidents thoraciques ; les réponses de la malade ont toujours été très nettes à cet égard. La veille de son entrée à l'hôpital, elle cracha un demi-verre de sang et eut ensuite une épistaxis abondante.

État actuel. — Inappétence. Langue un peu saburrale. Selles régulières. La toux est fréquente, quinteuse, surtout nocturne. L'expectoration est muqueuse et peu abondante. Il y a des douleurs dans les deux côtés de la poitrine et un peu d'oppression.

La miction est un peu douloureuse. Quand la malade fait un effort, elle a quelques palpitations, du vertige, des bourdonnements d'oreilles. Elle n'accuse aucune douleur à l'hypogastre. Enfin, depuis un mois, elle a beaucoup maigri; chaque soir elle a de la céphalalgie, des frissons, jamais de sueurs nocturnes. Sur les deux membres inférieurs, on remarque des papules de prurigo, des traces de grattage; il n'y a aucun sillon.

Examen de la poitrine : Sous la clavicule droite, la percussion donne de la submatité. Les vibrations thoraciques sont exagérées en ce point. A l'auscultation, on entend quelques râles sibilants et à la partie externe de la fosse sous-claviculaire, on perçoit, surtout dans la toux, quelques craquements humides(?). Les plèvres sont saines. A droite de la colonne vertébrale, respiration soufflante et matité.

Au toucher, on sent à l'entrée de la vulve de nombreuses petites végétations du volume d'une lentille environ. Le col est gros, un peu mou ; l'utérus ne paraît pas volumineux. Les culs-de-sac sont libres. Au spéculum, on trouve un col volumineux, présentant une coloration rouge carmin, tout autour de l'orifice et un aspect granuleux, granité. L'orifice du col est entr'ouvert et donne issue à un léger écoulement blanc jaunâtre. Les muqueuses vaginale et uréthrale sont saines.

Interrogée par M. Fernet, cette jeune fille avoue que depuis 10 ans (elle a aujourd'hui 20 ans), elle a des rapports sexuels avec le même individu actuellement âgé de 30 ans. Cet homme, nous dit la malade, a une bonne santé habituelle ; il ne tousse pas, n'a pas de sueurs nocturnes. Depuis trois mois environ, elle n'a pas eu de rapports avec lui. Elle nie formellement avoir eu des rapports sexuels avec d'autres personnes.

Traitement. — Tisane pectorale. Granules d'acide arsénieux. Vin de quinquina. Lotions vulvaires avec la liqueur de Van

Swieten. Bains alcalins. Frictions avec la pommade d'Helmerich.

22 octobre. Les seins sont un peu volumineux ; peut être ce fait doit-il être rattaché à la précocité de ses rapports sexuels. La malade perd un peu de sang.

Le 23. L'écoulement sanguin continue ; il est absolument inodore.

Du liquide, recueilli il y a deux jours dans le vagin et préparé d'après la méthode d'Ehrlich, présente quelques bacilles tuberculeux. Ces bacilles sont moins nombreux que ceux qu'on rencontre ordinairement dans les crachats, mais on en trouve facilement quatre ou cinq sur le champ du microscope. Les uns semblent contenus dans des cellules, d'autres sont isolés.

Le 25. L'écoulement sanguin persiste. Céphalalgie. Fièvre chaque soir. Aucune douleur dans le ventre.

Le 26. Nous soumettons les préparations bacillaires à l'appréciation de M. Chantemesse qui n'hésite pas à reconnaître les bacilles de Koch.

Le 29. Une douleur dans le côté gauche ; pas de signes stéthoscopiques ; sinapisme. On trouve encore des bacilles dans la sécrétion vaginale.

5 novembre. La malade demande à quitter l'hôpital. On trouve les mêmes signes stéthoscopiques qu'au moment de son entrée. Les pertes blanches sont beaucoup moins abondantes. Les forces sont un peu revenues. Au spéculum, le col présente toujours un aspect granité, sa teinte rouge carmin ; il n'y a pas d'ulcérations, ni d'exulcérations. Par le museau de tanche, on voit sortir une grosse mucosité jaunâtre, un peu visqueuse, en tout comparable à un crachat muco-purulent. Des préparations de cette mucosité, traitées par la méthode d'Ehrlich, absolument comme un crachat, ont présenté, d'une manière indiscutable, les bacilles de la tuberculose en nombre assez considérable.

Nous aurions voulu nous assurer de la santé de l'amant de cette fille, mais la confrontation n'a pas été possible.

10 décembre. La malade revient à la consultation et demande à rentrer à l'hôpital. Sitôt sa sortie, elle était bien portante et avait pu reprendre son travail. Huit jours après, environ, elle recommença à avoir des flueurs blanches qui n'ont pas cessé depuis ; elles sont peu abondantes.

Vers le 10 novembre, elle perdit du sang pendant huit jours ; l'écoulement était abondant, non mélangé de caillots. La malade n'éprouvait aucune douleur dans la matrice.

Quinze jours après, vers le 25 novembre, nouvel écoulement sanguin, abondant, mélangé de caillots et qui dura environ six jours. Cette fois elle eut de vives douleurs dans le ventre.

Enfin, depuis quinze jours, la malade est souffrante, elle se fatigue très vite, ses forces ont beaucoup diminué et fréquemment elle a des nausées, des vomissements.

Le 6 décembre, elle a dû garder le repos au lit et depuis cette époque ne s'est levée que pour venir à l'hôpital, tant elle souffrait dans le ventre.

Les fonctions digestives ne présentent à noter que l'inappétence et des vomissements. La malade ne tousse plus, mais crache beaucoup (mucosités blanchâtres).

Battements de cœur dans les efforts. Céphalalgie surtout vers le soir, avec bouffées de chaleur vers la face. Sueurs nocturnes abondantes.

L'état de la poitrine n'a guère changé : en avant, sous la clavicule droite, submatité, vibrations thoraciques peut-être un peu exagérées, expiration légèrement prolongée, quelques craquements secs dans la toux ; en arrière à la partie externe de la fosse sus-épineuse, submatité et résistance au doigt, expiration prolongée, un peu de souffle à droite de la colonne vertébrale, vers la racine des bronches. Le bruit de transsonnance est dur, sans élasticité, dans l'angle externe de la fosse sus-épineuse droite.

La malade indique aussi une douleur assez vive à la base gauche de la poitrine ; il y a un peu d'obscurité de la respiration à ce niveau.

Le côté gauche du ventre, au niveau de la fosse iliaque, est un peu douloureux à la pression.

Injections avec une solution de chloral. Teinture d'iode à gauche. Granules d'acide arsénieux.

17 décembre. Un peu de diarrhée depuis hier. 4 grammes de sous-nitrate de bismuth.

Le 24. Le col utérin, toujours volumineux et entr'ouvert, présente encore un peu de rougeur autour de l'orifice du museau de tanche. Sa surface est irrégulière.

Cautérisations à la teinture d'iode.

Le 29. Douleurs toujours vives dans le ventre. Cataplasmes laudanisés.

Le 31. La malade souffre dans le côté droit de la poitrine; la percussion exagère ces douleurs. Application de teinture d'iode.

3 janvier. Douleurs assez intenses dans la région lombaire depuis deux jours; règles assez abondantes ce matin, en retard de huit jours.

Le 4. L'écoulement sanguin s'est arrêté hier après avoir duré deux heures. Douleurs vives dans le ventre, à l'hypogastre et dans la fosse iliaque gauche.

Sinapismes aux jambes et aux cuisses. Une capsule d'apiol.

Le 7. Les douleurs abdominales persistent, mais l'état général s'améliore beaucoup.

Le 16. On recueille pour la recherche des bacilles un peu de liquide utérin. Le col a repris sa coloration normale; il est cependant toujours volumineux et entr'ouvert.

Le 20. Les préparations ont été examinées, on n'y a pas trouvé de bacilles.

Le 26. La malade quitte l'hôpital. Pendant son séjour son poids a augmenté de 2 kilogrammes.

En communiquant cette observation à la Société clinique (De la tuberculose des organes génitaux et de sa contagiosité, Fernet et Derville), nous la faisions suivre des réflexions suivantes : Cette observation présente déjà un réel intérêt au point de vue de l'infection tuberculeuse par la voie génitale. Voilà une forte fille de 20 ans, indemne de tout antécédent tuberculeux et bien portante jusqu'à la maladie actuelle, chez qui les premiers accidents consistent en un écoulement, une leucorrhée utéro-vaginale et en même temps une suppression des règles. Depuis trois mois, ces accidents locaux sont accompagnés de quelques-uns des troubles généraux qu'on observe habituellement au début de la tuberculose, ce n'est que deux ou trois mois plus tard qu'apparaissent les premiers signes d'une tuberculisation pulmonaire commençante; en second lieu l'examen, plusieurs fois répété, du liquide provenant de l'écoulement utérin et de l'écoulement vaginal y révèle l'existence de bacilles tuberculeux. Ne voit-on pas que la tuberculose a commencé chez elle par les organes génitaux ? N'est-il pas très probable que c'est de là que sont partis les germes qui sont allés s'échouer dans le sommet d'un poumon ? Enfin n'est-il pas au moins vraisemblable que la tuberculose utéro-vaginale a été contractée, on pourrait dire inoculée, dans les rapports sexuels ?

Nous ajoutions qu'une seule chose manquait pour rendre cette observation complète : la confrontation. Sans doute on nous objectera que, au dire de la malade, l'homme avec qui elle avait des rapports sexuels, était d'une excellente santé. Mais il ne faut accorder qu'une confiance très limitée à ce que disent les malades, fort mauvais juges en ce qui touche la tuberculose génitale. Cette affection indolente passe fréquemment inaperçue et nous allons voir dans les deux observations suivantes des hommes porteurs d'une tuberculose épididymaire, ne point se douter de leur affection et ne la constater que lorsqu'on les examine. C'est d'ailleurs un fait bien connu aujourd'hui, que la tuberculose épididymaire, est souvent ignorée des malades qui en sont affectés.

Observation IV

(Due à l'obligeance de notre collègue et excellent ami M. Bouffe.)

Tuberculose génitale. — Un an plus tard tuberculose pulmonaire. — Confrontation.

M.., Joséphine, âgée de 35 ans, piqueuse de bottines, entre le 3 mai 1887, à l'hôpital Saint-Antoine, salle Corvisart, lit n° 7.

Le père de cette malade est mort d'accident, sa mère est morte de tuberculose (?). Deux frères en excellente santé. Deux sœurs mortes l'une de péritonite, consécutive à un accouchement, l'autre de tuberculose.

Pas de maladie antérieure sauf une rougeole dans l'enfance. Réglée pour la première fois à l'âge de 16 ans, elle le fut régulièrement jusqu'à l'âge de 33 ans, c'est-à-dire jusqu'il y a 2 ans. Pertes blanches habituelles entre les règles.

Il y a huit ans, elle épousa un homme vigoureux et parfaitement sain au dire de la malade. Elle a eu 3 enfants, tous bien portants ; jamais de fausses couches.

Il y a dix-huit mois, après de longues séances de machine à piquer les bottines, la malade éprouva des douleurs dans le bas-ventre et les reins. En même temps, ces douleurs étaient accompagnées d'un écoulement extrêmement abondant de mucosités épaisses, mélangées de pus rosé. Aucun autre signe morbide ne se montre : signalons seulement que les règles deviennent un peu irrégulières.

En décembre 1886, la malade se décide à venir consulter M. Gingeot qui diagnostique une métrite ulcéreuse du col et lui conseille le traitement suivant : tannin, injections astringentes, mèches trempées dans un glycérolé de tannin et introduites dans le col.

Nous entrons dans le service au mois de février et nous sommes frappés par la coloration du fond de l'ulcération en même temps que par celle des bords de cette perte de substance. En effet, ce fond est d'un rose vif, bourgeonnant, laissant suinter un pus verdâtre qu'il est facile de prendre isolément pour l'examen microscopique. Les bords de l'ulcération sont à pic, grisâtres et présentent une apparence cicatricielle ; ce qui s'explique par la diminution de l'ulcération. Actuellement elle occupe presque toute la lèvre postérieure du col, elle est oblongue et mesure 3 centim. de longueur sur 1 centim. de large.

La percussion des sommets ne donne qu'une légère submatité au sommet gauche en arrière ; le bruit de transsonnance est très sec. Rien à l'auscultation. Du reste la malade dit n'avoir jamais toussé et s'enrhume difficilement quoique son aspect soit un peu malingre.

J'examine le pus recueilli sur l'ulcération et je trouve une quantité relativement considérable de bacilles extrêmement nets et sur l'existence desquels il est impossible de douter.

Cet examen me fait changer le traitement et je badigeonne l'ulcération avec de la teinture d'iode. Petit à petit la perte de substance diminue et la quantité de pus diminue également. L'examen des mucosités de l'utérus n'a pas révélé de bacilles.

Pendant tout ce temps, la malade jouit d'une santé assez bonne, se fatiguant assez rapidement, mais ne toussant pas ou très peu. Le 15 avril, elle nous arrive, disant que depuis dix jours elle a une bronchite qui l'a tenue au lit avec de la fièvre, depuis lors elle a perdu toutes forces et tout appétit.

A la percussion la matité est complète au sommet gauche en avant et en arrière ; par l'auscultation on entend des craquements humides en avant et en arrière. La malade tousse beaucoup surtout la nuit et son expectoration est muco-purulente. En même temps l'aspect général s'est rapidement modifié et actuellement il est presque cachectique. L'ulcération du col va bien.

Rien dans les plèvres ni dans le péritoine. La malade entre à l'hôpital.

Le 25 avril, l'état de M... s'est notablement amélioré. La malade demande à quitter l'hôpital, ce qu'elle fait le 10 mai, présentant toujours les mêmes signes sthétoscopiques, mais ayant un état général bien meilleur.

L'examen bacillaire des crachats laisse voir de nombreux bacilles, de même que le pus de l'ulcération du col qui est de nouveau examiné. Mais cette fois ils sont bien moins nombreux que lors du premier examen.

Nous avons cherché à nous rendre compte de l'état des organes génitaux du mari de cette femme. C'est un individu vigoureux, âgé de 34 ans. Il s'est marié à l'âge de 25 ans, au sortir du service militaire. Aucun cas de tuberculose à signaler dans ses antécédents. Il nie formellement avoir jamais eu de blennorrhagie ni de syphilis. Une seule fois, nous dit-il, à la suite d'un dîner copieux, il vit son linge taché d'une goutte de pus. Néanmoins il n'éprouva aucune douleur ni pendant la miction, ni pendant les longues marches qu'il faisait. Depuis ce temps, deux ou trois fois chaque année, il présente ce même phénomène. Les poumons sont absolument sains, mais l'épididyme gauche présente près de la queue, deux noyaux durs, du volume d'un petit pois, tout à fait isolés et très nets. Il nous dit ne s'en être jamais aperçu.

M. Bouffe termine cette observation par les réflexions suivantes : « En résumé le mari épouse une femme saine ; il a avant et depuis son mariage un écoulement uréthral de nature tuberculeuse très probablement, ce n'est qu'après six ans de mariage qu'une ulcération se forme sur le col utérin de la femme et seulement un an et quelques mois après l'apparition de cette ulcération cervicale, qu'on perçoit chez elle des signes pulmonaires qui prennent un développement très rapide ».

N'est-il pas évident, hors de toute contestation, que chez cette femme l'infection tuberculeuse s'est produite par la voie génitale ? Et en présence de cette tuberculose épididymaire, en présence aussi de ces écoulements uréthraux intermittents que présente le mari, peut-on douter que là est la source de l'infection ?

Observation V (personnelle)

Tuberculose génitale sans autres manifestations. — Confrontation.

Ch..., Louise, âgée de 19 ans, couturière, entre le 25 août 1887, à l'hôpital Laënnec, salle Legrous, lit n° 22. Cette jeune femme d'apparence forte, vigoureuse, de haute taille, a déjà eu cependant à subir beaucoup de privations. A la suite de différends avec ses parents, elle dut quitter sa famille à l'âge de 15 ans, et depuis lors dut subvenir seule à ses besoins.

Son père, âgé de 47 ans, est bien portant. Sa mère a maintenant 40 ans, elle a toujours joui d'une excellente santé. Ses frères et sœurs, au nombre de cinq, tous plus jeunes qu'elle sont également très vigoureux. Elle n'a perdu qu'un frère âgé d'un an et demi, et elle ne peut nous dire la cause de sa mort.

Il y a 3 ans, notre malade a été soignée à l'hôpital Laënnec, pour une pneumonie gauche, suivie, dit-elle, d'un épanchement pleural. Elle resta deux mois à l'hôpital et acheva de se rétablir complètement à l'hospice du Vésinet. Depuis cette époque, elle n'est pas restée sujette aux bronchites.

L'année suivante, en 1885, elle eut quelques douleurs dans le côté droit. Elle revint consulter à l'hôpital Laënnec, on lui ordonna du sirop de fer et du vin de quinquina.

Réglée à 15 ans, elle a toujours été bien réglée; il y avait seulement quelquefois, quelques jours de retard dans l'apparition des menstrues. Depuis un an et demi, elle a de la leucorrhée, mais l'écoulement est surtout abondant depuis quatre mois. En même temps le liquide jusque-là blanchâtre est devenu jaunâtre. A aucun moment, la miction ne s'est accompagnée de douleur.

Il y a 3 mois, elle avorta au 2e mois de sa grossesse. Cet accident est survenu sans aucune cause, la malade n'avait fait aucun voyage, elle n'avait abusé ni de la marche ni de la voiture, elle n'avait fait aucune chute, et elle nous a affirmé ne s'être livrée à aucune manœuvre dans un but coupable. Elle ne prit à ce moment aucun soin de sa santé, ne voulut pas rester au lit et continua à travailler comme auparavant.

Pendant 15 jours, elle perdit du sang en petite quantité toutefois, 15 jours après nouvel écoulement sanguin par la vulve. Depuis cette époque, elle a eu fréquemment des douleurs dans le ventre ; jamais jusque-là, elle n'avait souffert, même pendant les périodes menstruelles. Elle resta six semaines sans avoir d'écoulement sanguin par la vulve. Les pertes jaunâtres avaient reparu toujours très abondantes, et toujours sans douleur pendant la miction. Il y a quinze jours, elle a de nouveau perdu un peu de sang pendant 2 jours de suite.

Notre malade a beaucoup maigri ; elle s'est notablement affaiblie et depuis plusieurs mois elle a remarqué qu'elle avait facilement des sueurs nocturnes, ce qui jusque-là ne lui arrivait jamais.

Sauf un peu d'inappétence, les fonctions digestives sont en bon état.

Pas de toux ni d'expectoration. Légère douleur dans le côté droit de la poitrine, à la base. L'auscultation ne permet de découvrir aucun signe morbide; la respiration est pure partout.

Un peu de faiblesse respiratoire à la base droite, mais la percussion donne un son normal, on remarque seulement que le côté se dilate un peu moins activement.

Repos au lit. Injections émollientes. Cataplasmes laudanisés sur le ventre.

30 août. Même état. La malade souffre toujours dans le côté droit de la poitrine. On fait à ce niveau des badigeonnages avec la teinture d'iode.

3 septembre. On examine les organes génitaux de cette femme. Au toucher le col est volumineux, un peu irrégulier à sa surface. Par le palper bimanuel, on constate que le corps de l'utérus est augmenté de volume et dépasse le pubis de plus d'un travers de doigt.

Au spéculum le col est rouge violacé, volumineux ; le museau de tanche entr'ouvert laisse voir une surface rouge, un peu irrégulière. Par l'orifice du col, on voit s'écouler un liquide muco-purulent qu'on recueille avec les pinces de Museux et qu'on étale sur des lamelles. On recueille aussi du liquide vaginal.

Le 4. L'examen des lamelles colorées d'après la méthode d'Ehrlich permet de reconnaître la présence de bacilles tuberculeux. On en trouve 5 ou 6 sur chacune des lamelles préparées avec le liquide utérin. Ils sont moins nombreux dans le liquide vaginal.

En présence de ce résultat, nous interrogeons la malade sur les rapports sexuels qu'elle a pu avoir. Elle nous confie que depuis six mois, elle vit maritalement avec un jeune homme d'une excellente santé, et qu'elle n'a pas eu de rapports avec un autre homme.

Craignant que la malade ne se prête pas à une confrontation, nous prions la surveillante du service de dire à la personne qui viendrait voir notre malade de venir nous trouver à l'hôpital.

Le lendemain nous trouvons un jeune homme de 18 ans, qui nous confirme de tous points ce que L. C. nous a déjà dit. Ce jeune homme a toujours eu une excellente santé ; il n'a jamais

ou d'affection thoracique; la respiration est normale, bien souple des deux côtés; la percussion ne donne aucun signe morbide.

Jamais, nous dit-il, il n'a eu d'affection vénérienne et cependant quelquefois il ressent en urinant une légère cuisson dans la partie profonde du canal. Nous examinons ses organes génitaux, et nous trouvons deux noyaux indurés dans l'épididyme droit. L'un de ces noyaux a le volume d'une petite noisette; l'autre est de la grosseur d'une lentille. Interrogé sur le début de ces indurations, il nous répond que jamais il ne les avait constatées, que d'ailleurs elles ne le faisaient pas souffrir.

Le 7. On examine de nouveau le col utérin. L'aspect est toujours le même. Nous recueillons encore du liquide utérin et du liquide vaginal.

Badigeon iodé sur le col de l'utérus. Tampon au tannin. Injection avec la liqueur de Van Swieten dédoublée.

Le 8. L'examen des préparations faites avec les liquides recueillis la veille donne les mêmes résultats que le 4 septembre; existence indiscutable de bacilles de Koch.

Le 13. La malade souffre toujours dans le côté droit de la poitrine, vers le rebord des fausses côtes. A l'auscultation on ne constate toujours qu'un peu d'affaiblissement du murmure respiratoire; il n'y a pas de frottements pleuraux; on ne trouve pas les foyers douloureux d'une névralgie intercostale.

La malade souffre toujours dans le ventre, un peu moins cependant depuis qu'elle est au repos. Les règles que la malade attendait pour le 7 septembre, ne se sont pas encore montrées.

Le 14. Léger écoulement sanguin par la vulve.

Le 15. L'écoulement menstruel continue, il est très peu abondant; la malade souffre davantage dans la région hypogastrique.

Le 16. Les règles se sont arrêtées hier dans la journée.

La malade souffre encore.

Cataplasmes laudanisés sur le ventre.

Le 17. Malgré notre avis contraire, la malade veut absolument quitter l'hôpital.

Nous trouvons dans ce cas plusieurs points intéressants à faire ressortir. C'est tout d'abord la difficulté du diagnostic; sans la recherche et la constatation des bacilles de Koch, il eût été certainement impossible de le formuler. Des troubles menstruels, de la leucorrhée, un affaiblissement général, survenant chez une femme qui, à la suite d'un avortement, n'avait pris aucun soin de sa santé, n'étaient nullement faits pour surprendre; il y avait assez de causes pour expliquer la production d'une métrite, dont la nature ne pouvait être reconnue que par l'examen des sécrétions.

Il est probable d'ailleurs que la tuberculose des organes génitaux fut antérieure chez notre malade à l'avortement et peut-être fut-elle la cause de cette complication. Nous avons vu en effet que déjà avant, la leucorrhée avait augmenté beaucoup en abondance.

L'homme, avec qui cette malade avait des rapports sexuels, était manifestement atteint d'une tuberculose génitale. Dès lors il est certain que la métrite tuberculeuse était la suite d'une contagion dans le coït. Sans doute cette femme avait présenté plusieurs années avant des accidents thoraciques, mais il est impossible, croyons-nous, de les rattacher à la tuberculose. Le diagnostic qui fut porté alors et dont la malade se souvenait très bien: pneumonie et pleurésie, la marche aiguë de la maladie, l'état excellent de la santé depuis cette époque, l'absence de tout signe morbide du côté des poumons, tout nous permet d'écarter ici la tuberculose pulmonaire. On ne peut donc songer ici à une tuberculose métastatique; le premier et le seul foyer de la tuberculose se rencontre dans les organes génitaux.

Signalons enfin ces douleurs persistantes dans le côté droit de la poitrine, au niveau du rebord des fausses côtes. Se fait-il de ce côté un travail morbide qui aurait pour siège la plèvre diaphragmatique et qui indiquerait un commencement de généralisation de la tuberculose? La chose n'est pas impossible et l'avenir seul pourra établir le fait d'une façon indiscutable.

Observation VI (personnelle)

Tuberculose génitale. — Plus tard tuberculose pulmonaire. — Confrontation.

A..., Marie, âgée de 23 ans, corsetière, entre le 8 juin 1887 à l'hôpital Laënnec, salle Legroux, n° 26.

Antécédents : Le père de cette jeune femme, fort âgé actuellement, jouit d'une excellente santé, et jamais il ne tousse. Sa mère avait toujours été bien portante, elle est morte à un âge avancé d'une hémorrhagie cérébrale.

Dans la ligne collatérale, nous ne trouvons rien à signaler. Notre malade a deux frères et une sœur qui sont très bien portants; elle a perdu une sœur âgée de 4 mois, et ne peut nous dire le nom de l'affection qui a enlevé cette enfant.

Dans son enfance, notre malade n'eut jamais de maux d'yeux; elle eut cependant quelques boutons dans les cheveux qui ne persistèrent que très peu de temps. Jamais d'adénopathie.

A 18 ans, elle contracta une fièvre typhoïde qui dura 18 mois. Jamais d'autre maladie. L'hiver elle avait fréquemment des coryzas, mais jamais elle ne toussait.

Elle fut réglée pour la première fois à l'âge de 16 ans. L'écoulement menstruel a toujours été régulier comme durée et quantité; il y avait seulement quelques jours de retard ou d'avance. Depuis deux ans, cette femme nous a dit avoir eu beaucoup de chagrins par suite de différends de famille; nous n'avons pas insisté sur ce point.

L'an dernier, pendant la saison d'été, la menstruation s'est montrée irrégulière pour la première fois. La malade était quelquefois deux mois sans être réglée; en même temps elle souffrait du ventre. Peu avant le début de ces troubles menstruels, la malade avait commencé à avoir quelques flueurs blanches; ce qui ne lui était jamais arrivé jusque-là. Depuis cette époque, cet écoulement leucorrhéique a persisté, et en même temps la menstruation, jadis indolente, s'accompagnait de douleurs abdominales.

En novembre 1886, elle eut à deux reprises différentes une métrorrhagie assez abondante, dont la cause ne put être reconnue. La première de ces deux hémorrhagies dura environ 15 jours et la seconde se produisit un mois après le début de la première. Nous avons interrogé cette femme avec beaucoup de soin, afin d'établir si ces métrorrhagies n'étaient pas le symptôme d'un avortement. Mais le mois précédent, ses règles avaient été normales; elle n'avait observé aucune modification du côté des seins; pas d'envies de vomir. Le sang qui s'écoula au moment de ces accidents ne fut jamais mélangé de caillots.

Depuis cette époque, la menstruation a été à peu près régulière, toujours douloureuse, un peu moins abondante qu'autrefois.

Il y a un mois et demi, c'est-à-dire vers le milieu d'avril 1887, cette femme commença à tousser. Elle avait une toux sèche, rare, un peu quinteuse. Cette toux est survenue insensiblement, sans cause connue. Pas d'expectoration.

En même temps la malade maigrissait : le soir elle avait de légers frissons, et la nuit des sueurs nocturnes assez abondantes. Jamais de vomissements. Les douleurs abdominales n'avaient pas augmenté d'intensité.

Le 6 juin, elle fut prise, à la suite d'un accès de toux, d'une hémoptysie assez abondante ; elle aurait craché deux verres d'un sang rouge spumeux.

Cette hémoptysie continua les jours suivants, et décida la malade à entrer à l'hôpital.

Etat actuel.— Amaigrissement peu marqué en apparence. Face colorée. Toux fréquente, quinteuse, surtout nocturne. Quelques douleurs dans la poitrine à droite. La malade crache un peu de sang. Appétit modéré. Jamais de diarrhées ni de vomissements.

L'examen de la poitrine révèle les particularités suivantes : en avant, du côté droit, submatité à la partie externe de la fosse sous-claviculaire, légère résistance au doigt, exagération des vibrations thoraciques, murmure vésiculaire beaucoup plus faible que dans le point symétrique du côté opposé, expiration très légèrement prolongée. En arrière, dans la fosse sous-épineuse et à sa partie externe, submatité, expiration prolongée et un peu soufflante, retentissement de la voix.

Traitement. — Potion avec 1 gramme d'ergot de seigle. Limonade sulfurique. Ventouses sèches en arrière sur les deux côtés de la poitrine. Badigeons d'iode sous la clavicule droite tous les deux jours.

Le 10. La malade crache encore un peu de sang, mais moins qu'au moment de son entrée à l'hôpital. L'état général s'améliore.

Le 11. On examine les organes génitaux de la malade. Un léger écoulement blanchâtre s'écoule de la vulve. Ce liquide est étalé sur des lamelles et séché à la lampe à alcool. Au toucher l'utérus est gros, volumineux, en situation normale ; par le palper bimanuel on détermine un peu de douleur. Léger empâtement dans le cul-de-sac droit.

Le spéculum étant appliqué, le col se montre volumineux, un peu exulcéré tout autour de l'orifice du museau de tanche, par lequel on voit sortir un mucus épais, légèrement jaunâtre ; ce liquide est recueilli avec les pinces de Museux, préalablement flambées, étalé sur des lamelles et séché à la lampe à alcool.

Ces préparations sont mises à colorer pendant 12 heures dans le liquide d'Ehrlich.

Badigeon iodé sur le col. Injections avec une solution de sublimé à 1 pour 2000.

Le 12. L'hémoptysie tend à diminuer. La toux est un peu moins fréquente. Appétit plus développé. Les signes stéthoscopiques n'ont pas changé ; cependant on les entend dans une moins grande étendue.

Les préparations faites avec les sécrétions génitales et traitées suivant la méthode d'Ehrlich, passées ensuite à l'alcool absolu, sont examinées. Les lamelles préparées avec le liquide vaginal ne présentent rien à signaler. Mais dans les préparations du mucus utérin, nous trouvons des bacilles de Koch, peu nombreux (5 ou 6), mais très nets, et paraissant situés les uns au niveau de cellules épithéliales, d'autres dans le liquide.

Le 14. L'hémoptysie a complètement cessé. On supprime l'ergot de seigle et on donne à la malade six capsules d'huile de foie de morue créosotée.

Le 18. Nous recueillons le liquide vaginal et le mucus utérin, de la même façon que le 11 juin. L'état du col n'a pas changé. On le badigeonne de teinture d'iode.

Le 19. Dans les lamelles colorées d'après la méthode d'Ehrlich, nous retrouvons encore les bacilles tuberculeux.

Notre malade n'est pas mariée, mais depuis 3 ans, elle vit maritalement avec un homme et nous affirme qu'elle n'a pas eu de rapports sexuels avec un autre individu. Sur notre demande, cet homme vient nous voir à l'hôpital et nous permet de l'examiner.

C'est un homme de 33 ans, maigre, d'apparence délicate. Enfant illégitime, il n'a pas connu ses parents et ne peut nous donner aucun renseignement sur ses antécédents héréditaires.

Jusque il y a 4 ans, il n'avait jamais eu de maladie sérieuse. A cette époque, il fut soigné à l'hôpital Laënnec pour une gastrite. Il toussait de temps en temps, mais rarement. Un mois après sa sortie de l'hôpital, il ressentit une vive douleur dans le côté gauche. Il vint consulter de nouveau à l'hôpital ; on lui conseilla des badigeons iodés et peu à peu la douleur disparut.

La santé resta bonne pendant plusieurs années. La toux cependant avait persisté et de temps à autre le malade crachait quelques mucosités verdâtres.

Il y a un an, il eut pendant six mois de fréquentes sueurs noctures ; il maigrit beaucoup, ses forces diminuèrent. Il continua cependant à vaquer à ses occupations, tout en se soignant chez lui. Son état s'est amélioré depuis, mais il n'a pas repris l'embonpoint qu'il avait autrefois.

Cet homme a eu deux écoulements uréthraux. La 1re fois, c'était à l'âge de 25 ans, il venait de terminer son temps de service dans la marine militaire. L'écoulement persista pendant 2 mois. Un mois après le début de cette uréthrite, il eut une orchite, les douleurs étaient très vives et il se forma un abcès qui resta fistuleux ; la guérison complète ne survint qu'au bout de 3 mois. Mais le malade, qui était soigné au Midi, ne voulut pas rester à l'hôpital plus de trois semaines, malgré l'avis contraire du médecin. On lui conseilla d'envelopper les bourses avec des bandelettes d'emplâtre de Vigo.

Deux ans après, nouvel écoulement uréthral dont la durée fut de 1 mois. Il fut encore soigné au Midi et pendant son séjour à l'hôpital, il eut de la cystite du col : envies fréquentes d'uriner, légères urétrorrhagies. Pas d'orchite.

Actuellement le malade a quelquefois le matin une goutte purulente qui sort de l'urèthre. Aucun signe de rétrécissement. La miction est quelquefois un peu douloureuse. Au palper, on constate dans la tête de l'épididyme gauche un noyau induré, très net, du volume d'une petite noisette ; la pression à ce niveau est un peu douloureuse. A droite : rien d'anormal à noter.

Du côté de l'appareil respiratoire, on trouve de la submatité sous la clavicule gauche, avec une inspiration rude, une expiration prolongée et soufflante.

Le 22. Nouvelle hémoptysie ce matin : sang rouge, spumeux ;

un verre environ. L'examen de la poitrine ne permet de constater aucun signe morbide nouveau.

On supprime les capsules d'huile de foie de morue. Limonade sulfurique. Glace. Potion avec 25 centigr. de poudre d'ipéca.

Le 23. La malade crache encore un peu de sang. Légers frissons le soir. Sueurs nocturnes.

Le 25. Hémoptysie moins abondante.

Le 27. La malade ne crache plus de sang du tout. Ce matin léger écoulement sanguin par la vulve.

Le 28. L'écoulement sanguin persiste ; il est peu abondant.

4 juillet. L'écoulement sanguin par la vulve s'est arrêté hier. Il a duré huit jours; avant d'éprouver des troubles génitaux, notre malade n'était jamais réglée plus de quatre jours, mais l'écoulement était plus abondant qu'aujourd'hui.

La malade se trouve bien ; elle a cependant encore quelques sueurs nocturnes, et la toux est aussi fréquente qu'au moment de son entrée à l'hôpital.

Elle demande à quitter l'hôpital le 6 juillet.

Nous n'insisterons pas longuement sur cette observation, il nous semble que les faits seront plus significatifs que tous les commentaires. Qu'il nous suffise de la résumer en peu de mots. Une femme saine, sans antécédents tuberculeux, a depuis 3 ans des rapports sexuels avec un homme, atteint d'une tuberculose pulmonaire et d'une tuberculose épididymaire avec léger écoulement purulent par l'urèthre le matin. Cet écoulement serait le reliquat d'une ancienne blennorrhagie (?). Dix-huit mois après le début de ces relations, la femme éprouve des troubles menstruels, elle a de la leucorrhée, alors que jusqu'à cette époque, tout chez elle avait été normal de ce côté. Un an et demi seulement après le début de ces troubles génitaux, elle est prise d'accidents pulmonaires et d'une hémoptysie. On ne peut, croyons-nous, nier ici la contagion par la voie génitale.

Observation VII (personnelle)

Tuberculose génitale. — Tuberculose péritonéo-pleuro-pulmonaire ultérieure. — Confrontation.

Hôpital Beaujon, service de M. Fernet, salle Ste-Hélène, lit n° 3. — C... (Marguerite), âgée de 30 ans, ménagère, entrée le 30 octobre 1886. Cette femme est d'apparence robuste et vigoureuse. Il n'y a que peu de chose à relever dans ses antécédents héréditaires : sa mère est morte de la fièvre typhoïde, après 17 jours de maladie; sa sœur jouit d'une bonne santé.

Elle-même avait toujours été bien portante jusque l'année dernière. A cette époque, elle fut soignée à la Pitié dans le service de M. Lancereaux, pour de l'embarras gastrique avec toux et vomissements continuels.

Réglée à 19 ans, elle s'est mariée à 20 ans et n'a jamais eu d'enfants ni de fausses couches. Jusqu'au mois de mai de cette année, la menstruation avait toujours été régulière chez elle. Aux mois de mai et juin, l'apparition de l'écoulement menstruel fut en retard de 15 jours chaque fois. Depuis 3 mois enfin, elle n'a plus été réglée : de temps à autre seulement et d'une façon très irrégulière, elle perdait quelques gouttes de sang.

Cette femme perd en blanc depuis qu'elle est réglée, mais depuis un an, et surtout depuis quatre mois, l'écoulement vaginal est plus abondant, jaunâtre.

Enfin, depuis six semaines, elle tousse un peu et rejette quelques mucosités jaunâtres; jusque-là elle n'avait jamais toussé d'une façon un peu continue.

Etat de la malade le 30 octobre (jour de l'entrée).

La toux est fréquente, pénible, surtout la nuit ; l'expectoration est rare, muco-purulente. Il y a un peu d'oppression dans les efforts, et une douleur dans le côté droit de la poitrine, sous la clavicule.

L'appétit avait beaucoup diminué depuis deux mois, mais il y a inappétence absolue depuis quinze jours. La malade vomit souvent, même sans tousser, et peu de temps après avoir mangé.

Les vomissements se composent des aliments mêlés à des matières verdâtres, bilieuses. « On dirait du vert-de-gris », nous dit la malade.

Constipation habituelle, alternant avec la diarrhée qui dure quelquefois cinq à six jours de suite. Jamais de lientérie.

Quelques palpitations cardiaques dans les efforts. La miction est douloureuse.

Depuis deux mois, la malade a chaque soir de petits frissons et de la céphalalgie. Depuis la même époque elle a des sueurs nocturnes abondantes.

Amaigrissement et affaiblissement notables.

Enfin la malade éprouve depuis trois mois des douleurs dans tout le ventre, mais surtout à l'hypogastre; les rapprochements sexuels sont aussi très pénibles.

Examen des poumons. En avant, sous la clavicule droite, et un peu en dehors, la percussion donne un son d'une tonalité plus élevée que du côté gauche. Au même niveau, les vibrations thoraciques sont exagérées, l'expiration est rude et prolongée.

En arrière, dans la partie externe de la fosse susépineuse droite, il y a de la submatité, une exagération des vibrations thoraciques, de l'expiration prolongée.

Dans la partie supéro-externe de la fosse sous-épineuse droite, on entend de petits craquements secs. Enfin, la transsonnance donne au sommet droit un bruit sec et mat.

Tout à la base de la poitrine, on entend du côté gauche des frottements pleuraux.

Examen du cœur : rien d'anormal.

Les urines ne contiennent pas d'albumine.

A la palpation, le ventre est douloureux partout, surtout dans l'hypochondre gauche, au niveau de la rate.

Au toucher, on trouve un col volumineux, un peu ramolli. L'utérus n'est pas gros, mais dès qu'on le soulève un peu, la malade accuse une vive douleur. Dans le cul-de-sac gauche on sent une bride et de l'empâtement.

Au spéculum, le col est gros; tout le pourtour du museau de tanche est rouge, violacé, granuleux, cet aspect est surtout bien net sur la lèvre antérieure qui présente un croissant rouge violacé à surface granitée, avec de petites granulations. Il n'y a ni ulcérations, ni exulcérations. Le museau de tanche donne issue à un peu de liquide glaireux. Cet aspect du col nous fait penser immédiatement à la tuberculose génitale.

Traitement. — Tisane pectorale, 4 granules d'acide arsénieux; vin de quinquina; lait; eau de Vichy; badigeonnages iodés sur le col.

1er novembre. On entend très nettement les frottements pleuraux à la base gauche. Constipation.

Une cuillerée à café de magnésie calcinée. Badigeonnages iodés sur le côté gauche.

Le mari de cette femme vient sur notre demande se soumettre à notre examen. C'est un homme de 55 ans, d'apparence assez frêle, il dit cependant avoir une excellente santé. A l'âge de 22 ou 23 ans, il aurait eu deux ou trois écoulements uréthraux peu abondants, et dont la durée fut de un mois pour le premier, de cinq à six jours pour les autres. Longtemps après ces écoulements, il aurait eu une orchite sans s'être exposé à une nouvelle contagion.

Il y a deux ans, sans cause connue (il nous a formellement affirmé n'avoir pas eu de rapports sexuels avec d'autres femmes que la sienne), il eut un nouvel écoulement peu abondant.

Puis pendant 15 jours, il eut un testicule enflé : « L'écoulement, nous dit-il, était tombé dans les bourses. »

Peu à peu la glande diminua de volume. Enfin il y a cinq

mois, il eut au niveau du frein de la verge une petite ulcération qui dura environ quinze jours. Cette fois encore, il ne s'était exposé à aucune contagion.

Dans la tête de l'épididyme gauche, on trouve plusieurs noyaux indurés, très nets et assez volumineux. La tête de l'épididyme droit est aussi bosselée, indurée, mais moins qu'à gauche. Les cordons sont sains. Il n'y a pas de ganglions tuméfiés dans les fosses iliaques.

Au sommet droit, on trouve, en avant comme en arrière, de la submatité, de l'expiration prolongée et quelques craquements secs.

Le 3. La malade a vomi hier soir ses aliments. Ecoulement sanguin par le vagin hier soir, arrêté ce matin. Sueurs abondantes cette nuit.

Nous avons recueilli des sécrétions vaginales à l'entrée du canal. Avec un agitateur en verre, nous en avons pris aussi au museau de tanche. Les préparations traitées par la méthode d'Ehrlich nous ont montré des bacilles, au nombre de cinq ou six, sur le champ du microscope, les uns dans un espace clair, les autres au niveau des cellules épithéliales.

Traitement. — Sinapismes aux jambes et aux cuisses ; potion avec éther, 1 gr., acétate d'ammon., 4 gr.

Le 5. Nouveaux vomissements hier soir. Douleurs dans le ventre et les reins. La palpation est douloureuse dans l'hypochondre gauche (côté de la pleurésie). Céphalalgie persistante.

Sueurs nocturnes abondantes ; l'écoulement sanguin a cessé ce matin. On supprime la potion stimulante. Potion avec 6 gouttes de teinture d'iode en deux fois.

Le 7. La malade se plaint beaucoup ce matin : elle souffre dans le côté gauche et dans la tête. Les frottements pleuraux s'entendent nettement à la base gauche. Badigeonnages laudanisés sur ce côté.

Le 8. La malade se plaint toujours de sueurs nocturnes et de son point de côté. Les signes stéthoscopiques n'ont pas varié. Inappétence. Nausées. On supprime les granules d'acide arsénieux. Poudre de viande : une cuillerée deux fois par jour dans du grog.

Les sécrétions vaginales et utérines, préparées d'après la méthode d'Ehrlich, présentent encore des bacilles de Koch très nets.

Le 9. Diarrhée cette nuit. Potion avec 3 gr. de salicylate de bismuth à prendre en 4 ou 5 fois dans les 24 heures.

Le 11. La diarrhée persiste. Lavement avec X gouttes de laudanum. On examine la malade au spéculum : l'aspect du col n'a pas varié. Peut être est-il d'un rouge moins foncé. On badigeonne le col utérin avec de la teinture d'iode.

Le 12. La diarrhée est calmée, mais la malade souffre toujours dans le bas-ventre, surtout à gauche.

Le 15. Les douleurs persistent. Mais depuis quelques jours la malade n'a plus vomi.

Le 18. Diarrhée de nouveau : quatre selles liquides hier dans la journée. 3 bols de diascordium, de 0,50 centigr. chacun, un avant chaque repas.

Le 19. La malade n'a pris hier qu'un bol de diascordium. La diarrhée persiste ainsi que la douleur dans le ventre. L'abdomen est un peu volumineux. On continue le diascordium.

Le 21. Diarrhée persiste : 3 gr. de salicylate de bismuth en 3 prises.

Le 22. Le col utérin paraît un peu moins rouge et moins gros. Badigeon à la teinture d'iode.

Le 26. La malade a vomi hier soir les aliments qu'elle avait pris.

Le 29. Toux toujours fréquente, surtout la nuit. La malade souffre beaucoup dans les deux côtés de la poitrine. A la base droite, la percussion donne une résonnance moindre qu'à gauche. A l'auscultation, on trouve au sommet droit en avant une expiration prolongée et soufflante, très peu de chose en arrière. Le bruit de transmission est plus dur, plus sec, moins métallique à droite. On ne trouve plus de frottements pleuraux à la base gauche.

Le col utérin est moins gros, moins rouge. La surface rugueuse, irrégulière, exulcérée de la lèvre antérieure diminue d'étendue. Badigeons iodés.

3 décembre. Douleurs abdominales. L'écoulement menstruel est en retard. Cataplasme laudanisé.

Le 4. Ecoulement sanguin par la vulve pendant 2 ou 3 heures seulement.

Le 5. L'écoulement sanguin ne persiste pas.

Le 10. Etat satisfaisant. La malade se plaint toujours de manquer de forces. Larmoiement depuis quelques jours. Conjonctives injectées. Lavages avec une solution chaude d'acide borique.

Le 12. La portion malade du col offre une coloration beaucoup moins vive qu'autrefois ; elle semble moins irrégulière et se rétrécit. Badigeon iodé.

Le 26. Douleurs vives dans tout le côté droit de la poitrine.

Pouls : 120. Douleur dans la gorge pendant la déglutition. Un bouton d'herpès à la lèvre supérieure. Lavement laudanisé le soir.

Le 28. Diarrhée assez abondante.

Le 31. Vomissements hier soir, suivis d'épistaxis. Insômmie. Léger écoulement sanguin par la vulve le 30 au soir : l'écoulement n'a duré que quelques heures, il s'est arrêté dans la nuit. Douleurs dans toute la région hypogastrique. Pouls 108. La toux est peu fréquente actuellement.

Sinapismes aux jambes et aux cuisses. Potion avec 4 gr. acét. ammon. et 1 gr. d'éther en quatre prises.

1er janvier. L'écoulement sanguin n'a pas reparu. Même traitement.

Le 2. Vomissements hier soir. Douleurs dans le ventre et les reins. Même traitement.

Le 3. Vives douleurs dans le ventre avec vomissements dans la soirée. Nausées ce matin. Tout le ventreest douloureux au palper. Inappétence absolue.

Même traitement et en plus une capsule d'apiol.

Le 4. Céphalalgie continuelle. Douleurs dans le côté gauche du ventre. Inappétence. Pouls 120.

On supprime la potion stimulante et l'apiol.

Le 6. Pertes blanches abondantes depuis 8 jours. Injections avec une solution de chloral à 1 pour 100.

Le 7. Les douleurs dans le ventre et la tête persistent.

Le 9. L'état du col utérin est très satisfaisant. La lèvre postérieure présente une coloration normale ; la lèvre antérieure est encore tuméfiée et rouge près de l'orifice du museau de tanche. Badigeon iodé.

Le 13. La malade a encore vomi un peu hier.

Le 16. Etatgénéral excellent. Le col utérin présente une colotion normale sur toute sa surface, il est seulement un peu gros. A la place des anciennes exulcérations, il y a une surface un peu chagrinée, irrégulière, d'apparence cicatricielle, mais il n'y a plus d'exulcération.

Le 26. La malade quitte l'hôpital.

Dans une communication que nous avons faite avec M. le Dr Fernet à la Société clinique, nous avons fait suivre cette observation des réflexions suivantes :

Il s'agit ici d'une femme mariée dont les antécédents héréditaires et personnels sont excellents, qui présente depuis six mois des troubles utérins : suppression des règles, leucorrhée abondante, et qui a en même temps de la perte des forces, un amaigrissement marqué, puis après un long intervalle, elle commence à tousser et à avoir des troubles digestifs. L'examen de la malade fait porter le diagnostic de tuberculose génitale primitive, suivie de tuberculose péritonéo-pleurale et pulmonaire ; l'examen microscopique, plusieurs fois renouvelé, des sécrétions utérines et vaginales, y fait constater chaque fois des bacilles tuberculeux. On fait alors la confrontation et on trouve chez le mari de la malade une tuberculose génitale évidente, dont il est porteur depuis de longues années et à laquelle s'ajoutent quelques signes d'une tuberculisation pulmonaire encore peu étendue et peu avancée. Nous nous abstiendrons de longs commentaires sur ce fait, nous contentant de dire : n'est-il pas presque évident que la tuberculose génitale de notre malade a été contractée par contagion directe dans les rapports sexuels ?

Observation VIII (personnelle)

Tuberculose génitale. — Tuberculose péritonéo-pleuro-pulmonaire. — Confrontation.

D...., Caroline, âgée de 27 ans, ménagère, entre le 3 novembre 1887, dans le service de M. Fernet, hôpital Beaujon, salle Ste-Hélène, n° 7.

Enfant illégitime, notre malade n'a pas connu son père, sa mère jouit d'une excellente santé. Elle a un frère bien portant.

Mariée depuis 9 ans. Son mari aurait eu une bronchite il y a 3 ans et, sur le conseil de son médecin, il fait encore des badigeons iodés sous la clavicule droite. Il tousse toujours un peu, ne crache pas, enfin il est très maigre.

Elle a une petite fille bien portante. Elle en a perdu une autre de 6 ans, mais elle ne sait de quelle maladie.

Dans son enfance, cette jeune femme a eu des boutons sur toute la figure, elle n'eut pas de maux d'yeux ni d'adénopathie.

A l'âge de 25 ans, elle a eu une fièvre typhoïde avec pneumonie et dut garder le lit pendant deux mois.

Elle se rétablit assez facilement et actuellement c'est une

femme de bonne constitution apparente. Elle a seulement les traits un peu fatigués.

Il n'y a que 3 semaines qu'elle a commencé à tousser et à cracher.

Réglée à 10 ans et demi. Deux grossesses terminées à terme. Jamais de fausses couches. Toujours elle était bien réglée. Le mois dernier pour la première fois elle eut des règles peu abondantes et pendant deux jours seulement. (Habituellement elle perdait pendant cinq jours.) Depuis 3 mois environ, elle a eu une leucorrhée peu abondante ; jamais elle n'en avait eu jusque-là.

État actuel. — Toux fréquente la nuit. Expectoration peu abondante, muco-purulente. Oppression peu accusée. Une douleur dans le côté gauche ces jours-ci.

Inappétence. Il y a 4 mois, la malade a vomi pendant deux mois de suite des matières verdâtres, bilieuses, ces vomissements se reproduisaient chaque jour. Depuis deux mois, ils ont cessé. Jamais de diarrhée.

Céphalalgie. Fièvre le soir, sueurs nocturnes peu abondantes bouton d'herpès à la lèvre inférieure. La malade aurait beaucoup maigri et perdu ses forces.

Examen de la poitrine : Au sommet droit en avant, légère submatité tout en dehors, inspiration un peu saccadée, expiration légèrement prolongée. Au sommet gauche sous la clavicule, on entend de petits frottements.

Au sommet droit, en arrière, submatité à la partie externe de la fosse sus-épineuse. Vibrations thoraciques exagérées.

Expiration prolongée et soufflante près de la colonne vertébrale. Quelques craquements secs dans la fosse sus-épineuse. Le bruit de transsonnance est sec, sans élasticité.

A la base de la poitrine du côté gauche, la percussion donne un son moins pur que du côté droit et on croit entendre quelques frottements pleuraux.

Toucher : Le col un peu ramolli paraît présenter quelques petites granulations. Rien dans les culs-de-sac.

Traitement. — Granules d'acide arsénieux. Vin de quinquina. Poudre de viande, 2 degrés. Lait.

Teinture d'iode sous la clavicule droite.

8 novembre. L'appétit est peu développé. On suspend pendant quelques jours les granules d'acide arsénieux.

Le 9. Sur notre demande, le mari de notre malade vient nous voir.

Il nous raconte que, il y a 3 ans, étant déjà marié et sans s'être exposé à aucune contagion, il fut pris d'un écoulement uréthral, qu'il se contenta de traiter avec de l'eau blanche et qui dura 15 jours seulement. Avant son mariage, il n'avait jamais eu d'écoulement et, à cette époque, il nous affirme n'avoir pas eu de rapports sexuels avec d'autres personnes que sa femme.

A ce moment, il eut beaucoup de douleurs dans le ventre, l'abdomen était très distendu, douloureux partout. Pendant 3 jours, il ne put uriner et dut se faire sonder. En même temps que cette rétention d'urine, il avait, dit-il, les testicules enflés et, comme le dit le malade lui-même : « c'était comme si j'avais eu deux testicules de chaque coté ». Ses organes génitaux seraient restés longtemps dans cet état ; peu à peu cependant la tuméfaction a diminué.

En même temps le malade toussait beaucoup. Depuis il n'a cessé de tousser beaucoup pendant l'hiver, très peu pendant l'été. Il a beaucoup maigri depuis cette époque. Jamais d'hémoptysie ni de sueurs nocturnes. Bon appétit. Pas de diarrhée.

L'an dernier il eut un eczéma à la figure ; et actuellement il en présente encore un peu au creux poplité.

L'examen de la poitrine nous a révélé chez cet homme les symptômes suivants : à droite sous la clavicule : tonalité moins élevée à la percussion, rudesse du murmure respiratoire, expiration prolongée. Au sommet droit en arrière, matité à la partie externe de la fosse sus-épineuse, rudesse respiratoire, quelques petits craquements secs, sécheresse du bruit de transsonnance. A la base gauche, il y a de la submatité, quelques frottements pleuraux. Le malade souffre souvent dans ce côté de la poitrine et il fait des applications de teinture d'iode.

Du côté de l'épididyme, nous trouvons de petits noyaux indurés du volume d'une lentille dans la queue de l'organe.

Le 10. Insomnie. Une pilule de cynoglosse le soir.

Le 12. Les règles qui le mois dernier ont apparu le 12 et qui ordinairement avancent un peu, ne se sont pas encore montrées.

Le col est volumineux, rouge carmin, un peu granuleux sur sa lèvre antérieure et autour de l'orifice sur une faible étendue. Les sécrétions utérine et vaginale ont été examinées sans résultat au point de vue des bacilles.

Badigeonnage iodé sur le col tous les huit jours. Injections avec une solution de chloral à 1 pour 100. Sinapismes aux jambes et aux cuisses.

Le 15. Les règles sont en retard de huit jours bientôt.

La malade a eu quelques envies de vomir ces jours-ci.

La malade souffre un peu dans le côté gauche du ventre.

L'utérus n'est pas gros, le col est un peu ramolli.

Depuis deux jours, douleurs dans les côtés de la poitrine. Sinapismes.

Le 19. Les règles ne se sont pas montrées ; il n'y a cependant aucun signe de grossesse. Un petit filet de sang dans les crachats hier. Toux fréquente la nuit empêchant la malade de dormir.

Granules d'acide arsénieux. Pendant deux ou trois jours, lavement laudanisé le soir.

Le 24. Magnésie calcinée chaque matin.

Le 29. Sous la clavicule droite, on entend de petits craquements secs.

3 décembre. Des préparations faites avec le liquide vaginal et colorées par la méthode d'Ehrlich, montrent d'une façon indiscutable des bacilles tuberculeux.

Injections tièdes avec une solution de chloral à 1 pour 100.

Le 6. L'état général est assez satisfaisant. Les règles ont manqué le mois dernier.

Sous la clavicule droite, il y a une diminution de l'élasticité et on entend des craquements secs, plus nombreux que sous la clavicule gauche.

La toux est beaucoup plus fréquente depuis quelque temps. 1 pilule d'extrait thébaïque le soir.

Le 10. La malade tousse toujours la nuit. Depuis ce matin, elle a ses règles.

On supprime la pilule d'extrait thébaïque et on donne une potion avec 4 grammes d'eau de laurier-cerise.

On retrouve les bacilles de Koch dans les mucosités utérines et vaginales.

Le 13. L'écoulement sanguin continue.

Le 17. On ne trouve qu'un peu de rudesse respiratoire à droite; le retentissement de la toux est très exagéré.

La malade souffre de la gorge. On supprime la potion d'eau de laurier-cerise.

Le 24. L'ulcération de la lèvre antérieure du col utérin est guérie. On aperçoit encore une légère exulcération de la lèvre postérieure, quand on entr'ouvre le col. Badigeon iodé.

7 janvier. Ecoulement menstruel hier.

Le 8. L'écoulement s'arrête dans la journée.

Le 12. La malade sort en excellent état.

Trois mois avant son entrée à l'hôpital, elle pesait 65 kilogr., le 5 décembre, elle ne pesait plus que 49 kilogr. et le 10 janvier, deux jours avant de nous quitter, son poids atteignait 61 kilogr.

Cette observation nous paraît intéressante. Que la voie d'entrée de la tuberculose ait été les organes génitaux, il n'y a pas là, croyons-nous, à en douter. Que les rapports sexuels aient été la cause et l'occasion de l'infection, c'est l'hypothèse la plus probable. Un autre fait nous frappe ici : c'est la rapidité avec laquelle l'état général s'est relevé chez cette malade. Entrée à l'hôpital dans un état de débilité assez marquée, elle est sortie resplendissante de santé (1).

(1) Cette amélioration ne s'est malheureusement pas maintenue.

Si l'on parcourt les observations qui précèdent et surtout les observations IV, V, VI, VII, VIII, on doit être frappé du fait suivant : un homme dont les organes génitaux sont le siège d'une dégénérescence tuberculeuse, a des rapports avec une femme saine jusque-là, exempte d'antécédents héréditaires. Cette femme prend la tuberculose et l'accident, unique (Obs. IV, V) ou primordial, chez elle occupe la région génitale.

En présence de ce fait, il est rationnel, croyons-nous, d'admettre la contagion par la voie génitale. Plusieurs des maris de nos malades avaient quelques signes d'une localisation pulmonaire. Mais ces accidents étaient pour ainsi dire à l'état latent, il n'y avait que peu ou pas de toux, il n'y avait pas d'expectoration. Le début manifeste des lésions par les organes génitaux permet d'ailleurs d'écarter chez la femme l'idée d'une localisation primitive dans les organes respiratoires.

D'ailleurs dans deux cas, il n'y avait chez ces hommes aucun phénomène morbide du côté de l'appareil pulmonaire. Les lésions étaient exactement limitées aux organes génitaux, la contagion n'avait pu se faire que par les rapports sexuels et c'est à cette hypothèse que nous nous rangerons.

Peut-on admettre une infection générale, la pénétration du bacille dans le courant sanguin et sa localisation ultérieure dans les organes génitaux ? Nous ne le croyons

Dans une récente communication orale, M. Fernet nous a appris que D..., Caroline, était rentrée cette année dans son service. Les lésions pulmonaires avaient fait de rapides progrès et lorsque la malade quitta l'hôpital, elle était dans un état cachectique avancé.

pas. Sans doute on peut dire que l'atmosphère qui nous entoure est riche sinon en bacilles, au moins en spores de la tuberculose, et que les occasions d'une infection ne manquent pas. Mais d'après toutes les expériences faites sur les animaux, d'après ce que nous ont appris les inoculations accidentelles chez l'homme, on sait que toujours il se produit un nodule tuberculeux au point de pénétration du microbe. Or, chez nos malades, nous n'avons observé rien de semblable.

Pour celles de nos malades qui avaient des manifestations pulmonaires, on pourrait sans doute se demander si la localisation primaire de la tuberculose ne s'était pas faite dans le poumon et si le foyer génital n'était pas secondaire.

Cela ne nous paraît pas admissible. Chez l'une de nos malades (Obs. VI), les troubles génitaux se sont montrés un an avant l'apparition des premiers accidents thoraciques, et au premier examen des sécrétions sexuelles, alors que les signes physiques d'une lésion pulmonaire étaient indécis et que la production d'une hémoptysie put seule trancher le diagnostic, nous trouvons les bacilles caractéristiques. N'est-il pas évident que tout a débuté chez elle par la voie génitale et est-il possible de rattacher ces troubles à la tuberculose pulmonaire?

Chez une seconde (Obs. VII), nous voyons une pelvi-péritonite se produire insidieusement dix mois avant les premiers troubles respiratoires, et nécessiter un séjour de 5 mois et demi à l'hôpital. Peu à peu les troubles génitaux augmentent, puis survient l'aménorrhée et alors seulement se montrent les signes thoraciques. Ce cas nous parait également concluant en faveur de la pénétration du bacille par la voie génitale.

Dans notre observation VIII : le début des lésions génitales a été moins éloigné des premiers accidents thoraciques. Cependant, il y a là entre l'éclosion de ces deux manifestations un espace de deux mois et demi. Les lésions pulmonaires étaient certainement beaucoup moins avancées que les lésions génitales.

Trouvant dans les observations que nous venons de parcourir, d'une part un homme dont les organes sexuels sont manifestement tuberculeux, de l'autre une femme dont la première localisation de la maladie siège sur les organes génitaux, nous croyons qu'il y a un rapport entre ces faits et nous pouvons, ce nous semble, dire que la transmission de la maladie s'est faite par les organes génitaux.

Mais, on l'a souvent répété, le bacille de la tuberculose n'est pas tout, et le terrain sur lequel il doit proliférer devra lui présenter les conditions favorables à sa germination. Ce fait nous explique que beaucoup de nos malades, bien que ayant depuis longtemps des rapports sexuels fréquents avec des sujets atteints de lésions tuberculeuses des organes génitaux, n'ont été infectées que bien après le début de ces rapports. C'est que ces malades avaient pu jusque-là résister au microbe, s'opposer à sa colonisation et avaient ainsi évité la contagion. Vienne une cause de débilitation et l'organisme affaibli ne se défend plus contre l'envahissement des microbes.

Nous avons trouvé dans les recueils de médecine vétérinaire, des cas de contagion par la voie génitale qui ont presque la valeur d'expériences décisives.

Johne, dans une revue sur la tuberculose du bœuf, dit que les observations actuellement existantes permettent de concevoir l'infection par le coït, surtout, dit-il, quand on considère combien la tuberculose uro-génitale est fréquente dans la race bovine.

Il cite le cas observé par Haarstick, qui a vu un taureau franchement tuberculeux contagionner 60 vaches jusque-là parfaitement saines.

La deuxième série d'observations auxquelles Johne fait allusion est celle de Zippelius que nous avons pu nous procurer.

« Un propriétaire de Worth-sur-le-Mein, appelé Carp, affirme n'avoir observé aucun cas d'affection pulmonaire ou d'adénopathie depuis douze ans qu'il possède du bétail dont il s'occupe avec beaucoup de soin. Les quelques cas de tuberculose notés de temps à autre furent observés chez des animaux qui avaient été échangés pour être engraissés sur ses propriétés.

Depuis quelques années, Carp avait acheté un taureau, il lui fit couvrir dix vaches et le tua parce qu'on le soupçonnait atteint d'une affection ganglionnaire. On dut sacrifier les dix veaux nés de ce taureau, parce qu'ils étaient tuberculeux, autant que l'observation permettait de l'affirmer. La plupart des signes de l'affection se montrèrent au moment de la puberté. Mais ce n'est pas tout. On dut tuer encore les dix vaches qui avaient été couvertes par le taureau ; la dernière fut sacrifiée quatre ans après l'infection. L'étable ne fut purgée que par la mort de la dernière des vaches qui avaient été saillies par le taureau. »

Il est enfin un ensemble d'arguments qui plaident en faveur de la contagion de la tuberculose génitale, et ces arguments ont été brillamment exposés par M. le professeur Verneuil.

La tuberculose génitale est fréquente chez l'homme. De la statistique de M. Reclus il suit qu'on l'observe environ deux fois sur cent tuberculeux. Un relevé de l'Institut anatomo-pathologique de Prague, donne la même proportion. Pour la prostate, écoutons ce que dit M. Jullien : « Frappée tout à la fois, soit dans la tuberculose urinaire, soit dans la tuberculose génitale, la prostate doit à sa situation intermédiaire une vulnérabilité particulière. Dire que c'est un des organes les plus communément frappés aurait paru singulièrement paradoxal il y a quelques années et semble exagéré aujourd'hui encore, c'est pourtant ce qui semble résulter de cette étude. »

Et à quelle période de la vie correspond le maximum de cette fréquence ? C'est entre 15 et 35 ans pour le testicule (Follin et Duplay). M. Jullien montre de son côté que la tuberculose prostatique a deux maxima de fréquence, l'un de 19 à 35 ans, l'autre de 50 à 60 ans. C'est donc au moment de l'activité sexuelle que l'on rencontre le plus souvent, presque exclusivement, la tuberculose génitale. Les rapports sexuels ne sont pas empêchés par cette affection, le plus souvent peu douloureuse et même indolente et que beaucoup de malades ignorent. N'est-ce pas un argument frappant en faveur de la contagion ? Sans doute la tuberculose génitale ne paraît pas aussi fréquente chez la femme. Nous avons déjà insisté sur ce point et montré que d'après les statistiques récentes elle est moins rare qu'on ne l'avait cru jusqu'ici.

La tuberculose génitale occupe chez la femme les parties profondes du canal sexuel, et nous la voyons siéger par ordre de fréquence décroissante : dans les trompes, l'utérus, l'ovaire, le vagin, sur le col. Le péritoine est presque toujours envahi lorsqu'une autre partie des organes génitaux, surtout les trompes sont prises.

Ce développement de la tuberculose dans les parties profondes, alors que les parties superficielles étaient intactes, a été invoqué comme une preuve contre l'infection tuberculeuse par la voie génitale. « Le sperme et ses bacilles, dit M. Reclus, souilleront la vulve, le vagin, le col de l'utérus ; c'est donc là que devrait se produire l'inoculation directe : il n'en est rien et l'on sait combien sont exceptionnelles les ulcérations tuberculeuses du col utérin, du vagin et de la vulve ! Les régions ordinairement atteintes sont la muqueuse de la matrice, l'ovaire et les séreuses adjacentes. Nous devons supposer alors que les animalcules spermatiques chargés de bacilles feraient tous les frais du transport. Nous ne comprenons pas un exode semblable. »

M. Verneuil dans sa remarquable dissertation avait prévu cette objection et il n'avait pas manqué d'y répondre. Sans doute, on pourrait, pour appuyer l'argumentation de M. Reclus, montrer le microbe de la blennorrhagie qui s'implante là où il est déposé, et qui, s'il envahit les parties profondes, le fait le plus souvent d'une manière continue, en attaquant toutes les parties du canal sexuel qu'il rencontre. Mais, répond M. Verneuil, les conditions de prolifération d'un microbe ne sont pas celles de tous les microbes et le parasite tuberculeux qui est anaérobie peut, on le conçoit très bien, se développer à une grande profondeur.

Le vagin est le plus souvent intact, alors que l'utérus est envahi. Nous devons invoquer ici des conditions anatomiques des organes. Toute la partie inférieure du canal sexuel de la femme, depuis l'orifice interne du col utérin jusqu'à la vulve, présente une muqueuse épaisse, résistante, recouverte de plusieurs couches de cellules épithéliales : les glandes qui manquent dans la muqueuse vaginale sont rares sur le col (Sappey, Robin et Cadiat, de Sinéty). Du côté du corps utérin, nous trouvons une muqueuse délicate, recouverte d'une seule rangée de cellules épithéliales et présentant de nombreux orifices glandulaires.

Ces différences anatomiques avaient été mises en évidence par M. Verneuil, Verchère et par Hegar. Elles semblent donner au vagin et au col utérin une plus grande résistance, et ce qui le prouverait, c'est que, alors que les organes génitaux profonds sont envahis par la tuberculose et déversent dans le vagin des produits de sécrétion infectieuse, on voit rarement le vagin présenter des ulcérations tuberculeuses. Une observation de Jones est bien importante à cet égard : nous allons la résumer : « Une prostituée de 21 ans, sans aucun antécédent, tombe malade en novembre 1884. La maladie marche rapidement chez elle, elle a un écoulement leucorrhéique abondant dans les derniers temps de sa vie et meurt le 1er juillet 1885. »

A l'autopsie, on trouve, outre des lésions très avancées des poumons, etc., de la tuberculose péritonéale (cul-de-sac de Douglas transformé en une cavité purulente contenant du pus très clair). On nota des altérations de toute la muqueuse qui tapisse le corps de l'utérus et de celle qui tapisse la partie supérieure du col, avec dégénérescence caséeuse et tubercules miliaires (farcis de bacilles). Les trompes étaient normales. La partie inférieure du vagin communiquait avec le rectum par une fistule ; la surface muqueuse du conduit vaginal présentait des exulcérations qui n'étaient pas de nature tuberculeuse.

L'auteur croit que la fistule recto-vaginale a eu pour point de départ une ulcération tuberculeuse du rectum (on y trouve des bacilles). Après perforation de la cloison, les bacilles ont pu envahir les organes génitaux et cela, dit-il, rapproche ce fait des cas de tuberculose génitale consécutive au coït. Pour nous, nous retenons simplement ce fait : le vagin et la plus grande partie du col placés entre deux foyers : tuberculose rectale d'une part, utérus d'autre part, ont échappé à l'infection tuberculeuse. Ce qui montre bien la résistance que ces parties offrent à la colonisation des microbes.

Le même fait ne s'observe-t-il pas pour les voies respiratoires. Les régions le plus souvent atteintes au début sont les poumons et les ganglions bronchiques. Il est exceptionnel que le larynx soit pris le premier. Et cependant personne ne nie aujourd'hui, croyons-nous, l'infection par l'air inspiré.

On croit généralement que pendant la copulation, le

sperme n'est versé que dans le vagin. Cependant M. Mathias Duval ne rejette pas l'opinion contraire. « Il est possible, dit-il, que le sperme soit lancé directement jusques dans l'utérus, et l'ouverture du méat urinaire étant verticale et celle du col de l'utérus étant transversale, il y a là une condition qui doit favoriser le passage dans la seconde ouverture du liquide qui sort avec violence de la première. » Et il cite à l'appui de cette opinion, l'observation d'un médecin américain. Chez une femme affectée d'un prolapsus utérin, le moindre contact sur le col amenait l'orgasme vénérien. Le museau de tanche bâillait cinq ou six fois et l'ouverture externe était attirée en dedans comme par une sorte d'aspiration. Si le fait se confirmait, le passage direct du bacille dans l'utérus s'expliquerait aisément.

Les cils vibratiles de la muqueuse utérine pourraient contribuer aussi au transport des bacilles. On sait que ces petits éléments oscillent de dehors en dedans.

Au moment de chaque époque menstruelle la muqueuse utérine est soumise à une mue, à une chute épithéliale qu'on n'observe ni sur la muqueuse du col, ni sur celle du vagin. Ce résultat de la menstruation doit aider à la colonisation des bacilles.

Hegar n'a pas manqué d'insister sur ce fait. La pénétration des bacilles dans les parties profondes des voies sexuelles ne doit donc pas étonner. M. Richard, rapportant à la Société médicale des hôpitaux un cas de tuberculose génitale chez l'homme qu'il attribuait à des rapports sexuels suspects, s'expliquait ainsi : « Si nous ne sommes pas toujours renseignés sur les moyens de transport des bactéries, ce transport lui-même est un fait établi; ne voit-on pas des cystites purulentes à microcoques donner lieu à des néphrites purulentes attribuables à ces mêmes microcoques; ceux-ci ne sont pas plus mobiles que les bacilles tuberculeux et pourtant ils pénètrent souvent très avant dans les tubes droits du rein pour aller former de petites colonies qui deviennent le point de départ d'abcès. »

Selon Hegar, il faudrait aussi tenir compte des mouvements des spermatozoïdes. Les injections pourraient aider aussi à la pénétration des germes déposés dans le vagin.

Enfin, pour les cas où la tuberculose génitale débute par les trompes, l'auteur admet que l'hypothèse suivante n'est pas inadmissible : « Nous avons montré que l'infection peut vraisemblablement se propager par le tissu conjonctif et les lympathiques de la vulve et du vagin au péritoine et de là aux trompes. » Et il rapproche de ces faits les cas où des péritonites suraiguës survenant dans le cours des lésions du col et de la partie supérieure du vagin ne s'accompagnent d'aucune altération des voies de transmission. L'auteur émet une hypothèse; à l'avenir de la vérifier. Cependant, il nous semble que c'est chercher bien loin une explication, alors surtout que le canal cervical se montre comme une large voie ouverte aux bacilles.

L'éréthisme vasculaire qui accompagne l'orgasme vénérien doit aider pour sa part à la facilité avec laquelle le microbe s'implante dans les tissus. M. Daremberg, dans une communication à l'Académie de médecine, a montré que le bacille de la tuberculose inoculé à un lapin, sur une cuisse dont on a coupé le nerf sciatique, y reste stérile, tandis qu'il prospère sur l'autre cuisse. La section du sciatique amène un ralentissement de la circulation. On comprend que l'activité circulatoire étant exagérée par l'orgasme vénérien la contagion soit plus facile.

Enfin, il faut tenir compte aussi de toutes les causes qui peuvent prédisposer l'organisme. Les influences morales dépressives, les chagrins prolongés, les maladies graves mettent l'organisme en état d'infériorité et l'exposent à la contagion. Les différentes altérations que peut subir l'utérus, les traumatismes, les ulcérations diverses pouvant siéger sur le col, sont autant de portes d'entrée du parasite. L'accouchement intervient ici, et doit jouer un rôle assez important, la plaie utérine d'une part, les déchirures des voies génitales de l'autre peuvent être la porte d'entrée du microbe.

MARCHE

Dans la lettre qu'il adressait à M. le professeur Fournier et à laquelle nous avons si souvent fait allusion dans notre travail, M. le professeur Verneuil dit : « Il y aurait lieu d'examiner avec soin la marche du mal chez les contaminés de seconde main, de façon à savoir si la tuberculose génitale gagnée par contagion évolue d'une manière particulière. »

Il faudrait pour résoudre cette question un nombre d'observations plus grand que celui dont nous disposons. Aussi nous voulons seulement faire ressortir les quelques particularités que nos observations ont paru présenter.

On sait que la tuberculose génitale peut offrir chez l'homme une latence absolue et prolongée. La même affection peut aussi être latente chez la femme ou ne se traduire que par un léger écoulement leucorrhéique, dont la nature ne peut être établie que par la recherche et la constatation des bacilles. Nous ne parlons ici que de la période initiale ; plus tard on peut avoir des parties caséeuses mélangées aux sécrétions, mais ce signe est tardif, et d'ailleurs il est loin d'être constant. M. Brouardel fait remarquer qu'on a trop négligé cet écoulement leucorrhéique : « Ce qui explique peut-être la rareté de ce symptôme, c'est que généralement on ne le regarde que comme un signe banal en rapport avec la faiblesse de la malade et que rarement on recherche sa cause dans l'état local. »

Tôt ou tard apparaissent les troubles menstruels qui constituent un des signes cliniques les plus constants.

La tuberculose peut rester longtemps confinée au testicule. Cette limitation à quelque partie isolée des organes génitaux est plus rare chez la femme, à notre avis, et pour peu que les lésions aient quelque importance elles ne tardent pas le plus souvent à retentir sur le péritoine : « le véritable réactif de l'état pathologigue des organes génitaux » (Brouardel). Et de fait, dans la plupart de nos observations, quand le toucher ne permettait pas de retrouver les signes d'un envahissement péritonéal, on avait cependant quelques indices d'une irritation sourde de cette séreuse : nausées, vomissements bilieux, douleurs hypogastriques. Et M. Fernet a pu dire : « Bon nombre de tuberculoses péritonéo-pleurales subaiguës sont, surtout chez la femme, mais quelquefois aussi chez l'homme, le résultat de l'extension d'une tuberculose dont le siège primitif était dans les organes génitaux. »

A quoi tient cette différence dans les deux sexes? C'est, croyons-nous, aux rapports des organes génitaux avec la séreuse abdominale.

Le testicule isolé dans les bourses, entouré d'une séreuse très limitée, qui, jadis, a dépendu du péritoine, mais qui en est plus tard séparée, n'a que des rapports médiats avec la séreuse abdominale. L'utérus, au contraire, entouré complètement par le péritoine, en communication avec lui par son orifice tubaire, ne tarde pas à réagir sur cette membrane. Les produits caséeux peuvent passer de la trompe dans le péritoine et aller former de nouveaux foyers. En raison de sa situation déclive, le cul-de-sac de Douglas est la partie le plus souvent et la première atteinte (W. J. Jones). Les altérations de l'utérus peuvent aussi s'étendre de proche en proche jusqu'au péritoine, surtout par l'intermédiaire de son triple réseau lymphatique.

La propagation du tubercule par les lymphatiques est un fait certain. Dans la tuberculose cutanée, nous voyons s'engorger les ganglions correspondant à la région malade. Il en est de même de la tuberculose génitale. Dans les observations qu'il a dépouillées, M. Brouardel n'a trouvé que 6 fois la dégénérescence des ganglions mésentériques, mais il ajoute que l'absence de détails doit rendre ce chiffre très inférieur à la réalité. M. Babès a constaté directement cette propagation. M. Fernet dans une observation rapportée plus haut a pu suivre l'évolution d'un adéno-phlegmon tuberculeux. Enfin dans un cas très curieux rapporté par Hegar, il y avait une dégénérescence tuberculeuse des trompes. La pression exercée sur une coupe faisait saillir à la surface de la matière caséeuse sous forme de petits vers longs et fins. Leur constatation sur différents points de la coupe permit d'écarter l'idée que ces filaments sortaient du canal sténosé. Pour Hegar, ils provenaient des lymphatiques.

Une fois le système lymphatique abdominal envahi, on conçoit que la tuberculose peut se propager du péritoine à la plèvre à travers les canaux lymphatiques du diaphragme. MM. Godelier, Fernet et Boullard ont bien étudié cette évolution de la tuberculose péritonéo-pleurale. Dans un cas très intéressant que nous a communiqué notre collègue, M. Grattery, la tuberculose péritonéo-pleurale avait eu pour point de départ une tuberculose génitale. La confrontation n'avait pas été faite pendant la vie de la malade ; après sa mort nous n'avons pu la réaliser. Nous n'avons pu découvrir l'origine de cette tuberculose génitale. Quoi qu'il en soit, outre une lésion tuberculeuse très ancienne des organes génitaux, et des altérations moins avancées du péritoine, on trouva dans la cavité thoracique des désordres qui montraient bien la marche de la maladie. Nous laissons la parole à M. Grattery.

« Rien du côté de la plèvre et du poumon gauche ; il n'y a pas de tubercules au sommet, mais des ganglions bronchiques volumineux expliquent les phénomènes d'auscultation, observés à ce niveau pendant la vie.

A droite, il n'y a également pas de lésions du sommet. Mais à la base, il existe des adhérences entre le poumon et la plèvre. Le feuillet viscéral de celle-ci est épaissi, le feuillet pariétal présente des granulations tuberculeuses grises, analogues à celles qui existaient dans le péritoine ; elles sont surtout très nombreuses au niveau de la plèvre diaphragmatique. En ce point il existe des adhérences entre la base du poumon et la face supérieure du diaphragme, adhérences qui limitent une sorte de cavité contenant un peu de liquide louche. En remontant vers la plèvre costale, les granulations deviennent plus rares et finissent par disparaitre au niveau de la partie moyenne.»

En résumé, partie des organes génitaux, la tuberculose a envahi le péritoine, la plèvre diaphragmatique, la partie inférieure de la plèvre costale et les ganglions bronchiques. L'expérimentation ne pourrait montrer d'une manière plus nette la marche de la tuberculose.

Dans la plupart de nos observations, le poumon a été envahi par la tuberculose un certain temps après les organes génitaux. Cet intervalle entre les deux manifestations a varié entre un mois et demi et dix-huit mois.

L'une de nos malades n'avait aucune manifestation pulmonaire, mais elle se plaignit à différentes reprises de douleurs sur les côtés de la poitrine; c'était peut-être là le symptôme du travail morbide commençant à se produire sur la plèvre diaphragmatique. Chez la plupart de nos malades, on retrouve dans le cours de l'affection ou bien ces douleurs tenaces au niveau des fausses côtes, ou bien les traces d'une ancienne pleurésie, ou bien des frottements pleuraux.

Une observation de M. Fernet (Obs. I) montre que la guérison n'est pas impossible. Dans les autres cas, il y eut en général une amélioration rapide, mais on ne pouvait considérer les malades comme guéries. Il faut d'ailleurs tenir compte du fait suivant. Dans les observations que nous avons citées, nous avons eu soin de choisir des personnes exemptes d'antécédents tuberculeux ou scrofuleux. Ces malades présentaient peut-être plus de résistance que d'autres à l'envahissement de l'organisme.

DÉDUCTIONS THÉRAPEUTIQUES

Les conséquences prophylactiques qui découlent de notre travail se déduisent d'elles-mêmes. Les instruments, les objets ayant servi à des phthisiques devront être nettoyés avec soin avant d'être utilisés de nouveau.

Les personnes qui ont des rapports avec les malades, surtout avec les nouvelles accouchées, prendront les précautions les plus minutieuses pour ne pas infecter les personnes qui réclament leurs soins.

Les rapports sexuels jouant un rôle important dans le développement de la tuberculose génitale, le mariage des sujets phthisiques devrait être défendu ou au moins très limité. A ce point de vue, Hegar attend plus d'une meilleure observance de l'hygiène que de la force des lois.

Lorsqu'un homme est atteint de tuberculose génitale les rapports sexuels exposent à la contagion l'épouse encore saine. Si le médecin ne peut défendre ces rapports aux malades, il est de son devoir, croyons-nous, de les prévenir du danger. Plus on diminuera leur fréquence en inspirant aux malades une crainte salutaire, plus on diminuera les chances de contagion.

Nous l'avons vu, la tuberculose génitale chez la femme forme un foyer qui tôt ou tard envahit le péritoine et les organes thoraciques. Diagnostiquer de bonne heure la tuberculose génitale, supprimer ce danger permanent, tel doit être le but du médecin.

Hegar, à la fin de son travail, étudie le traitement de la tuberculose génitale chez la femme ; nous lui empruntons les réflexions suivantes.

L'auteur espère qu'on arrivera à faire peu après le début le diagnostic de l'endométrite tuberculeuse; le grattage suivi d'application de poudre d'iodoforme pourrait en ce cas, suivant lui, donner une cure radicale.

Les amputations plus importantes : extirpation vaginale de l'utérus, amputation supra-vaginale, castration et salpingotomie ne sont indiquées que dans les cas où la maladie génitale est isolée, primitive, ou lorsque, étant secondaire, l'intervention ne pourra avoir de suites nuisibles pour l'opérée. C'est là une tâche difficile et, comme le disait M. le professeur Trélat à la Société de chirurgie : « La répartition de toutes ces influences est toujours délicate, souvent difficile, parfois trompeuse. »

Si l'altération des autres organes, l'état général ou l'étendue de l'infiltration pelvienne contre-indiquent une intervention radicale, il faudra se borner à ouvrir les abcès et les cavernes et à les drainer.

Sur les 7 cas de salpingotomie et castration rapportés par Hegar, il y eut une fois terminaison fatale, quatre fois amélioration, deux fois guérison. On le voit, cette statistique est encourageante, mais le nombre des cas est trop restreint pour permettre de porter un jugement définitif.

Dans un cas récent, rapporté par M. Jeannel au congrès de Toulouse, le diagnostic ne fut possible qu'après la laparotomie. Le péritoine présentant des granulations tuberculeuses, ce chirurgien n'opéra pas et il croit qu'en pareil cas les injections d'éther iodoformé dans le foyer sont préférables.

Il est certain que lorsqu'on opère un foyer de tuberculose localisée, on s'expose à voir l'affection se généraliser, si l'extension du mal est telle que l'ablation de tous les tissus dégénérés ne soit pas possible. Cette remarque est tout particulièrement importante pour la tuberculose des organes génitaux de la femme. Nous l'avons vu, en effet, et cette opinion est depuis longtemps admise par les cliniciens, le péritoine ne tarde pas à être envahi, lorsque l'utérus ou les trompes présentent des nodules tuberculeux. Il en est de même des ganglions lymphatiques.

Les opérations conseillées par Hegar sont si graves, malgré les remarquables progrès de la chirurgie moderne, qu'il faudrait, pour la justification de cette intervention, une statistique plus nombreuse et surtout une statistique où on compterait beaucoup de succès et peu d'échecs.

CONCLUSIONS

1° Le diagnostic précoce de la tuberculose génitale chez la femme est important pour reconnaître les cas de contagion par cette voie. La constatation du bacille dans les sécrétions est le seul signe qui permette tout au début d'affirmer la nature tuberculeuse d'une altération des organes génitaux de la femme.

2° L'infection tuberculeuse de la femme par la voie génitale peut-être médiate ou immédiate. Dans le premier cas l'intermédiaire peut être un objet animé ou inanimé. Les rapports sexuels avec un bacillaire sont une source de contagion.

3° Chez la femme, la tuberculose génitale reste moins souvent localisée que chez l'homme.

4° Il est du devoir du médecin de prévenir les sujets atteints de tuberculose génitale des dangers qu'ils font courir aux personnes avec lesquelles ils ont des rapports sexuels.

La désinfection minutieuse des objets ayant servi aux phthisiques est indispensable.

Le danger d'une généralisation devra être prévenu par la suppression du foyer primitif, dès qu'il sera reconnu et si l'extirpation de tous les tissus dégénérés est possible.

BIBLIOGRAPHIE

F. Aguet. — *De la recherche du bacille de la tuberculose dans les produits autres que ceux de l'expectoration.* Th. de doctorat. Paris, 1884, n° 357.

Babès. — *Recherches du bacille dans l'urine.* Bull. Soc. anat., 26 janvier 1883.

— *Recherches sur l'inoculation et le mode de propagation des bacilles de la tuberculose.* Bull. Soc. anat., 26 janvier 1883.

— *Bacilles tuberculeux dans la tuberculose du vagin.* Bull. Soc. anat., 27 juillet 1883. Voir Cornil.

Boulland. — *De la tuberculose du péritoine et des plèvres chez l'adulte au point de vue du pronostic et du traitement.* Th. de doct. Paris, 1885.

Bouilly. — *Note sur la présence des bacilles dans les lésions chirurgicales tuberculeuses.* Revue de chirurgie, 1883, p. 886.

Brouardel. — *De la tuberculisation des organes génitaux de la femme.* Th. de doctorat. Paris, 1865.

Cayla. — *De la tuberculisation des organes génito-urinaires.* Th. de doctorat. Paris, 1887.

Cohnheim. — *La tuberculose au point de vue de l'infection.* Traduct. de Musgrave-Claye, 1882.

Cornil. — Bulletin de Soc. méd. des hôpitaux, 11 avril 1879.

— *Tuberculose des organes génito-urinaires.* Bull. Soc. anat., 27 juillet 1883.

Cornil et **Babès.** — *Les Bactéries,* 2e édit., 1886.

Coze et Simon. — Bull. gén. de thérapeutique, 1884, p. 241.

Debove. — *La tuberculose parasitaire.* Leçons de la Pitié, 1883, et *Progrès médical,* 1883. Voir Bouilly.

De Gennes. — *Du bacille de la tuberculose.* Ann. des malad. des org. génito-urinaires, 1885, p. 521.

Derville. — Voir Fernet.

Deschamps. — *Etude sur quelques ulcérations rares et non vénériennes de la vulve et du vagin.* Arch. de Tocologie, 1885.

De Sinéty. — Art. *Utérus,* in *Dict. encyclopéd. des sciences méd.* — Manuel de Gynécologie, 1874.

Daremberg. — *Communicat. à l'Acad. de médecine.* Anal. in Gaz. hebd. de méd. et de chir., 1883.

Duplay. — Voir Follin.

Duval (M.). — *Cours de physiologie,* 4e édit. 1879.

Fernet. — *De l'infection tuberculeuse par la voie génitale.* Bull. Soc. méd. hôpit., 1884, et Gaz. hebd., 1885.

— *De la tuberculose péritonéo-pleurale subaiguë.* Buil. Soc. méd. hôpit., 1884.

Fernet et **Derville.** — *Tuberculose des organes génitaux et sa contagiosité.* Comm. à Soc. clin. France méd. 1886.

Finne. — *Fall von Urogenitaltuberculose.* Norsk Magasin f. Lugendenskab. 3 R., 10 Bd. Forhandl, p. 116.

Follin et **Duplay.** — *Traité élémentaire de pathologie externe,* t. VII.

Gombault. — *Bull. et Mém.* Soc. méd. des hôp., 8 août 1884.

Gosselin et **Walther.** — Art. *Testicule,* in Dict. de méd. et de chir. pratiques.

Hallopeau. — *Traité élémentaire de pathologie générale.* 2e édit. Paris, 1887.

Hegar (Alf.). — *Die Entstehung.* Diagnose und chirurgische Behandlung der Genitaltuberculose des Weibes. Stuttgart, 1886.

Irsai (Arth.). — Wiener med. Presse, 1884.

Cart Jani. — *Ueber das Vorkommen von Tuberkelbacillen im gesunden Genitalapparat bei Lungenwundsucht mit Bemerkungen uber das Verhalten der Fötus bei acuter allgemeïner Miliartuberculose der Mutter.* Virchow's Archiv. f. path. Anat. und Phys. and Klin. Med., 1886.

Jeannel. — *Pyosalpingite tuberculeuse. Associat. française pour l'avancement des Sciences.* Session de Toulouse. 1887, in Sem. méd. 28 sept. 1887.

Johne. — *Die Geschichte der Tuberculose mit besonderer Beruck sichtigung der Tuberculose des Kindes und veterinarpolizeilichen Consequenzen.* Deutsche Zeitschrift. f. thiermemedicin und vorgleichende path. B. IX, p. 83.

Jones (W. J.). — *A case of tuberculosis of the uterus with special involvement of the pelvic peritonœum.* American journ. of. Obstetric and diseases of women and children, 1886.

Jones. — The médical Record, 7 february 1885.

Jullien. — *Tubercules de la prostate.* Art. : *Prostate* in Dict. de méd. et de chir. prat., t. XXIX.

Koch. — Berliner Klin. Woch, 10 avril 1882.

Krause et **Schuchardt.**—Fortschritte der medicin, 1883, nº 9.

Landouzy et **Martin.** *Faits cliniques et expérimentaux, pour servir à l'histoire de l'hérédité de la tuberculose.* Revue de médecine, 1883.

Martin. — Voir Landouzy.

Mendelsohn. — Soc. de méd. interne de Berlin, 30 juin 1886. Anal., in Sem. médicale.

Mosler Leo. — *Die Tuberculose der weiblichen Genitalien* in Inaug. Diss. Berlin, 1883.

Nocard.— Comm. à la Soc. centrale de médecine vétérinaire, in Recueil de médecine vétérinaire, 1884.

Pernice et **Sirena.** — *Sur la phthisie héréditaire.* Gazetta degli ospidali. Anal. in Journ. de méd. de Bordeaux, 2 janvier 1887.

Petit. — *Tuberculose du vagin.* Art. *Vagin*, in Dict. encyclop. des sc. méd.

Poncet. — *Tuberculose du testicule*, in Progrès médic., 1883.

Reclus (P.). — *Du tubercule du testicule et de l'orchite tuberculeuse.* Th. de doctorat. Paris, 1876.

— *De l'infection tuberculeuse par la voie génitale*, in Gaz. hebd. de méd. et de chir. prat., 1885.

Richard. — Commun. à Soc. méd. hôp., 27 février 1885.
Richet. — *Tuberculose testiculaire*, in Gaz. hôp., 1883, p. 740.
Rosenstein. — Centralbatt für med. Wissench., fév. 1883.
Sappey. — *Anatomie descriptive*, t. IV.
Schuchardt. — Voir KRAUSE.
Sirena. — Voir PERNICE.
Spaeth (Fred.). — *Ueber die Tuberculose der weiblichen Genitalien.* Inaug. Diss. Strassburg, 1885.
Trélat. — Bulletin de Soc. de chirurgie, 1883.
Verchère. — *Les portes d'entrée de la tuberculose.* Th. de doctorat. Paris, 1885.
Vermeil. — *Des lésions des organes génitaux chez les tuberculeuses.* Th. de doctorat. Paris, 1880.
Verneuil. — *Hypothèse sur l'origine de certaines tuberculoses génitales, dans les deux sexes.* Lettre à M. le professeur Fournier, in Gaz. Hebd. de méd. et de chir., 6 avril 1883.
Wesener. — Deutsch. Archiv. fur Klinf, méd. Band XXXIV. s. 583.
Wiedow. — *Die operative Behandlung der Genitaltuberculose*, 1886.
Zippelius. — *Ueber die Ursachen der Tuberculose*, in Wochenschrift fur Thierheilkande und Viehsucht, 1876.

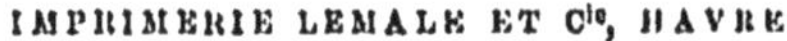

IMPRIMERIE LEMALE ET Cie, HAVRE

A LA MÊME LIBRAIRIE

HAHN, bibliothécaire en chef de la Faculté de médecine de Paris. — **Vocabulaire médical Allemand-Français,** contenant tous les mots techniques omis dans les dictionnaires allemands-français. Prix cartonné. . . . . **6 francs**

BONNET (Stéphane), ancien interne des hôpitaux. — **De la cure radicale des hernies épigastriques.** Prix . . . . 3 fr.

BOUTTIER (Eugène), ancien interne des hôpitaux. — **De la sclérodermie.** Prix . . . . 5 fr.

BRAINE (P.-L.), ancien interne des hôpitaux. — **Traitement chirurgical du kyste hydatique du foie (laparotomie, hépatotomie).** Prix . . . . 4 fr.

FLORAND (A.), ancien interne des hôpitaux. — **Contribution à l'étude de la sclérose latérale amyotrophique. (Maladie de Charcot.)** Prix . . . . 4 fr.

GILLY (V.), ancien interne des hôpitaux. — **Etude sur la Lymphadénie intestinale.** Prix . . . . 5 fr.

GODET (C.-E.), ancien interne des hôpitaux. — **Résultats de l'intervention chirurgicale dans quelques carcinomes (larynx, tube digestion, utérus).** Prix. . . . . 4 fr.

LANCRY (G.), ancien interne des hôpitaux. — **De la contagion de la diphthérie et de la prophylaxie des maladies contagieuses dans les hôpitaux d'enfants de Paris.** Prix. . . . . 5 fr.

LIEBERMEISTER. — **Leçons de pathologie interne et de thérapeutique** (Maladies infectieuses), traduction par le docteur GUIRAUD, ancien interne des hôpitaux. Prix. . . . . 10 fr.

MARFAN, ancien interne des hôpitaux. — **Troubles et lésions gastriques dans la phthisie pulmonaire.** 8 chromolithographies. Prix. . . . 7 fr.

MENETRIER, ancien interne des hôpitaux. — **Grippe et pneumonie en 1886.** — Nombreux tracés de température. Prix. . . . . 5 fr.

SAINT-GERMAIN (de), chirurgien de l'Hôpital des Enfants-Malades, et VALUDE, chef de la clinique ophthalmologique de la Faculté. — **Traité pratique des maladies des yeux chez les enfants.** Préface par le professeur PANAS. — 615 pages et 116 figures, avec un formulaire thérapeutique. Prix, cartonné . . . . 8 fr. 50

SAINT-GERMAIN (de) et VALUDE. — **Vade-mecum de l'ophthalmologiste,** in-8 de 80 pages. Prix. . . . . 1 fr. 50

IMPRIMERIE LEMALE ET Cie, HAVRE

www.ingramcontent.com/pod-product-compliance
Ingram Content Group UK Ltd.
Pitfield, Milton Keynes, MK11 3LW, UK
UKHW021233230726
13926UKWH00003B/1413

9 782016 201060